# 與妳的子宮對話
## 月經、生孕與健康

李怡萱、黃馨慧、李和蓁◎合著

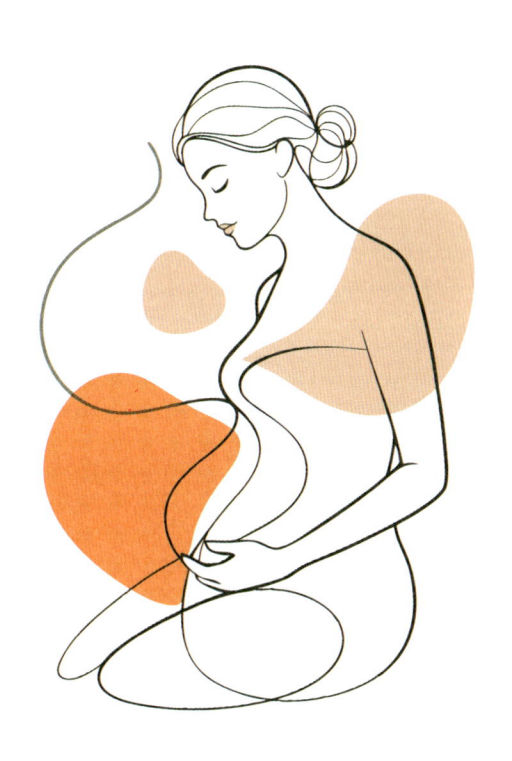

晨星出版

## 推薦序 1

# 獻給每一位值得被溫柔擁抱的女性

　　女性的一生，如四季交替，身體與內心總是彼此牽引。從青春期初經的悸動，到成年後身心的各種變化，再到生命某個階段，當面對不孕的壓力與挑戰時，許多細膩而難以言喻的情緒，往往在心中悄然蔓延。

　　不孕，遠遠不只是一個醫學名詞。它承載著期待、焦慮、失落與自責，甚至讓許多女性在外人看不見的夜裡，獨自面對心中無數個問號：「是不是我做錯了什麼？」、「是不是我不夠好？」那些無法說出口的苦楚，常常被壓在心底，甚至無處傾訴。

　　長久以來，社會習慣將女性的月經困擾、荷爾蒙失衡、身心不適，甚至不孕等情況，都視為單純的生理問題，只交給婦科去解決。然而，當身體無法如願時，內心的世界往往也會跟著動搖、脆弱，甚至碎裂。遺憾的是，這些內在的風暴卻經常被忽略，甚至被要求「堅強一點」、「放輕鬆就會好了」。

　　這本書由三位溫柔而堅定的「內心醫師」共同執筆。她們帶著理解與同理，陪伴每一位讀者走進女性的身心世界。書中不僅整理了月經、荷爾蒙、不孕症等常見議題，也細心詳述了女性面對這些挑戰時，內在常有的情緒與掙扎，要如何面對及積極處理。

這不只是一本文字的書，更像是一位在身旁默默陪伴的朋友，輕輕告訴妳：妳的身體沒有辜負妳，妳的問題也會有專業的醫療人員來陪伴解決，這些困難妳不必獨自承受。

　　願所有正在經歷這些身心困擾的女性，在書中都能找到一份溫柔的理解與勇氣。也願身邊的伴侶、家人與朋友，能透過這本書，真正看見女性世界中的細膩與堅韌，成為值得信賴的支持。

**李世明** 醫師
臺北中山醫院副院長暨生殖中心負責人

## 推薦序 2

# 最專業的中西醫合療，守護生育力

深耕診療婦科疾病、經帶胎產以及不孕領域多年，很感慨，現代女性的健康，大大不如農業社會的年代；環境的汙染，飲食作息的紊亂，影響著女性荷爾蒙；生涯規畫，愈來愈晚結婚等，這些都導致全球生育率逐年下降。

在門診中，被宣判不孕的女性經常是一臉錯愕，不相信為什麼月經每個月都正常來，受孕竟然如此的困難。其實，女性生育機能的評估，從日常的婦科疾病、月經指標，都可以看到蛛絲馬跡。

門診常見的痛經、感染帶下、受孕困難、更年期障礙等，這些困擾幾乎每個人都曾遇過。尤其近幾年在 TFC 門診中，接觸到愈來愈多高齡的不孕婦女。患者經常問到：「中醫可以提供什麼生子偏方？」、「生理期要怎麼吃補品？」、「人工或試管受孕療程中，還可以服用中藥嗎？」、「大齡凍卵，會不會太晚？」

中醫藥在東方社會蔚為流行。坊間的治療過程中，常常發現西醫師會反對吃中藥，或者是中醫師並沒有掌握西醫的檢查數據，導致溝通上的誤解，也造成民眾的煩惱。很高興看到本書的誕生，整理常見的迷思，提供給讀者正確的中西醫觀念，就醫時不再徬徨。

在婦科或不孕的領域中，台灣的醫療獨具優勢，是因為中醫與西醫可以緊密的合作。西醫的精準科技檢查及助孕，可以治療不孕的原因，加上中醫客製化個人體質的功能調理，改善體內受孕的環境。中西醫療

各取所長，可以照顧到備孕的每一個階段。

女性生殖健康是整體健康的重要指標，生育能力與月經最為相關。《女科證治準繩》記載：「欲求種子，必先調經。」調經理帶，自古是生育的首要。女性以月經作為每個月健康的指標。很多患者在治療不孕的過程中遇到很多瓶頸，仔細問她們的病史，大多從年輕開始就有月經不正常的徵兆。

很多人都以為，月經有來就好，不痛就好。書中也提到，中醫在問診時更著重在月經的質地、顏色、經血量，以及是否有合併周邊症狀，如經前不適的症候群。這些訊息，背後反應了荷爾蒙是否有正常運作，或者是生殖健康的潛力。因此，每位女性應該平時就要敏銳觀察自己的月經狀況，並且把其他病史、家族史、用藥反應紀錄等，誠實地跟醫師溝通，讓中西醫能掌握最佳的治療方案。

想要懷孕，不是臨時抱佛腳，而是要從平時觀察月經或是潛在病理狀況，提高警覺。書中提到，常見的卵巢囊腫、子宮內膜異位、子宮肌瘤，甚至是婦科癌病變等，這些在中醫常見的「癥瘕積聚」，都是身體的氣、血、水，長時間的不平衡積聚。除了治療局部病變，也需要改善全身代謝及氣血運行，並預防一再地反覆發生。

中西醫在婦科疾病或者是備孕、順產等方面，分別具處理的優勢。書中集結中西醫的專長，採取合作方式為患者制定最完善的治療計畫。透過真正了解書中的觀念，期待每位女性在每個年齡階段都能預防疾病的發生，守護生育力，實踐美好的人生。

**余雅雯** 醫師

上璽中醫診所院長

## 推薦序 3

# 學會與子宮良好互動，呵護自己

　　子宮，就生理醫學的角度，是女性獨有孕育生命的器官。從古至今，子宮溫柔地孕育著一代接著一代的生命。然而，它不僅是一個生理器官，更是許多女性生命故事跟人生歷程的見證者，承載著情感的起伏，愛的記憶與時間的流轉。

　　本書圍繞子宮這一女性獨有的器官跟相關的生殖系統，探討其生理、心理與情感層面的影響，並強調子宮不僅是孕育生命的場所，更與女性的健康、情緒以及自我認同緊密相關。

　　書的第一部分從介紹少女的月經開啓對於生殖系統的認識，並建立面對月經週期的正確概念及自我照顧重點。第二部分則透過常見婦科疾病對於懷孕的影響，更加深入探討女性生殖系統，如子宮及卵巢的疾病對於女性健康的影響。第三部分則聚焦於不孕症的診斷及治療，試圖回答許多對於不孕症的迷思，灌輸讀者正確的知識。

　　透過科學知識、中西結合的醫學觀點與臨床患者體驗，讓讀者更深入了解子宮及相關生殖系統疾病的重要性，並鼓勵女性好好關心自己的身心健康。如同作者在結論中不斷強調的概念，每位女性無論是透過日常保養，專業婦產科醫師的檢查，或是心理層面的自我關懷，都應該積極與自己的子宮建立健康的互動。希望大家體認到子宮不僅是生殖器官，更是女性身心健康的重要環節。透過了解子宮的運作與不孕症疾病的成因跟治療方式，女性可以更自在地與身體對話，擁有更健康與快樂

的生活。

　　本書作者李怡萱醫師、黃馨慧醫師跟李和蓁中醫師，皆為學有專精且全心奉獻於照顧女性健康的優秀臨床醫師。本書更是以中西醫不同的角度切入，除了提供女性疾病的專業醫療建議跟日常自我照護須注意的重點，也分享許多臨床案例，並加入許多生動、一目瞭然的插圖，讓讀者能夠感同身受的輕鬆閱讀。

　　我深信，各位讀者在閱讀完此書之後，對於女性疾病及不孕症的成因跟治療方法，都會有更多、更深入的認識；除了可以改善對自己的呵護外，也可在各種疾病出現初期症狀時，就盡早尋求專業醫師的照護，守護自己寶貴的健康。

**林致源** 教授
國防醫學院院長

## 推薦序 4

## 為自己的健康，做最明智的決策

　　女醫師們的專業領域在生殖醫學，對於想懷孕的婦女來說，是最好的專業人士。黃馨慧醫師是我在國防醫學院的學妹，精通試管嬰兒等生殖醫學技術，擅長透過婦科及不孕症檢查與治療，早期發現潛在的生育問題，提供個人化的治療方案，以細心、專業的態度幫助患者實現生育夢想。

　　本書強調每位患者備孕之路都是獨一無二的，重視中西醫結合治療的優勢，致力於提供全方位的婦科和生殖健康服務。其重點不單單只有西醫的專業，也結合了中醫的治療方式，這對於許多有不同需求的婦女來說，是一大福音。對婦科疾病來說，早期發現以及早期治療很重要；強調著重個人化治療，是因為每個人的身體狀況都不同。

　　月經週期和樣態反映了女性的身體狀況和生殖健康。婦科疾病與生育能力密切相關，因為許多婦科疾病會影響生育能力，且可能透過月經異常表現出早期症狀。作者群希望透過本書，有系統地、深入淺出地解說月經、婦科疾病和不孕症之間的關聯，並解析中西醫診療的專業思維，幫助女性更好地理解自身健康，做出更明智的就醫選擇。

　　本書同時點出目前醫病關係的落差，包括：
　　一、教育缺失：缺乏足夠的生理健康教育，使得女性對自身身體缺乏了解，對月經、婦科疾病和生育能力之間的關聯認識不足。

二、資訊不對稱：患者對中西醫的專業術語和治療理念不甚了解，影響就醫決策，難以判斷不同情境下適合的就醫方式。

三、潛在的健康風險：因對早期症狀的忽視，導致病情惡化，可能影響生育機能。

針對上述問題，書中也提供了解決方案：

一、提供系統性且易懂的健康教育：透過書籍的方式，普及月經、婦科疾病和不孕症的相關知識。

二、解析中西醫診療思維：幫助女性了解不同醫療體系的專業術語和治療理念。

三、促進女性健康意識：鼓勵女性關注自身健康，積極了解相關知識，選擇最有益的醫療方案。

綜觀本書強調女性生理健康教育的重要性，並指出了當前存在的不足之處。作者群的目標是透過提供專業且易懂的健康資訊，幫助女性更好地了解自身身體，擁有健康決策的能力。這對於提升女性的整體健康水平，具有重要意義。

**武國璋** 教授

三軍總醫院婦產部生殖醫學中心主任

## 推薦序 5

## 中西醫聯手護航，為高齡孕育找到幸福

　　與許多不孕症夫妻一樣，在求子的路上，我與先生走得辛苦。因為晚婚（結婚的那年我 41 歲），婚後的日子可以說不是在治療不孕症，就是在治療不孕症的路上。在歷經四間生殖中心、五位生殖醫學醫師、一位中醫師以及各種治療之後，2024 年底終於迎來了我們可愛的女兒。

　　從看到第五天的胚胎到懷抱著女兒，看著她一天一天的成長變化，這一路彷彿像是三人一起攜手打怪過關的日子。回頭看這不容易的過程，深深慶幸自己生在醫療先進的時代與包容度極高的現今社會。感謝自己與家人朋友，幫助我們實現心願。除了女兒是最大的收穫之外，我也因此更加認識自己與自己的身體。

　　還記得小學六年級的某一天，學校裡的小女生們被集合起來，看了教學錄影帶。結束後，大家都拿到一包當時覺得莫名的禮物（衛生棉）。回到教室，男同學們還會說：「矮油，那是什麼？」調皮一點的，還會在教室為了那包莫名的禮物，玩笑追打。

　　到了國中，當時仍是健康教育課第 13、14 章會被直接略過不教的年代，幸好我的生理期多數正常，也幾乎不曾有經痛。所以，直到我與先生想生孩子的時候，才真正開始認識自己的身體，理解生育和相關婦科的問題。

　　我們所面臨最大的挑戰，就是年紀。這也正是我們努力求子多年的原因。看到這本書詳細介紹臨床上各種婦科問題的症狀、成因，更有整

合中西醫治療的觀點，著實感到欣慰。書中許多的內容，就是黃醫師先前於診間跟我說明的狀況。誠摯推薦這本書，是因為不論是否想要生育孩子，每個人都該好好認識自己的身體。透過平時的照護，才是長久健康的基石。

　　整合中西醫來治療婦科疾病或是不孕症，我自己最有深刻的感受。西醫精準確實的治療與中醫溫和到位的支撐，讓我從孕前、孕期到產後，沒有吃太多的苦。除了讚賞老祖宗的智慧，更需要有醫師豐富的臨床經驗，以及與患者之間密切的合作。不孕症的治療有時候需要一段不算短的時間，良好的醫病合作對療程肯定是加分的。再次感謝黃醫師一路細心的照顧與各種調整，也與我一起分享喜悅。

　　走過孕產之路，我想說說心裡話跟大家分享。人生若是跟著大多數人做大多數事，有時候確實可以省卻一些麻煩。但是，也許妳的人生節奏並非總是那麼剛好地能跟上，例如在適合生育的時候，就能順利懷孕生產。在努力的路上，妳得先是「自己」，要認識自己的身體，知道自己的想望與要做的事情，然後才是成為他人眼中的那個人或那個角色。除了醫療的專業協助，也需要適時的心理支持。不論最終是否得到想要的結果，都希望在經歷不容易的努力之後，得以有健康的自己與豐足滿意的人生。

**許伶楓** 諮商心理師
國立陽明交通大學

## 推薦序 6

# 為月經正名，正視經期健康的重要性

> 「月經，血，經血，噁心，祕密，遮掩。為什麼？月經是每個女孩、女人都會經歷的生理過程，但卻被我們視為禁忌。」
>
> ——阿迪蒂・古普達 《經期百科》創辦人

近年來，隨著女權意識抬頭，「月經貧窮」議題也逐漸受到重視，教育部自 2023 年 8 月 1 日實施「友善提供多元生理用品計畫」，針對各級學校有需要的學生發放多元生理用品。但是，台灣會有人窮到買不起衛生棉嗎？

根據台大公共學院羅立珊碩士論文「臺灣年輕女性經期健康與其經期貧窮：影響因素和衝擊」指出，約有 11.6% 的研究對象曾經歷月經貧窮，但有 99.2% 曾經歷過月經副作用。所以，真正的「窮」，是知識與想像的匱乏。台師大團隊邀請我為教育部編輯「月經來了—認識月經大補帖」衛教素材，期望改善月經汙名及經期健康困惑的情況，並能對月經貧窮提供幫助。

月經是女性必經的生理現象，據衛福部國健署統計，台灣女性平均初經年齡為 12 歲，停經年齡為 50 歲，月經伴隨女性長達 30～40 年。也許妳會常聽到女性因月經而煩惱，但大多數人對月經知識與潛在疾病仍是一知半解，以及長期忽視婦科問題，最終影響生育或健康。

非常感謝 TFC 臺北婦產科診所生殖中心的黃馨慧、李怡萱醫師與李和蓁中醫師，以身為女性與醫師雙重身分，將親身經歷與豐富學識共同合著關於女性健康的新書《與妳的子宮對話：月經、生育與健康》，透過中西醫的臨床經驗與專業知識，幫助女性更了解自己的身心健康。

　　全球有數百萬人面臨經期健康不足的困擾。所謂的「經期健康」，係指人在月經週期中達到完全健康的狀態。若缺乏經期健康，則會對其身心健康、婦科疾病與後續懷孕造成危害。透過本書，能讓妳了解經期健康這個複雜且獨特的問題，有助於改善相關婦科疾病、懷孕及不孕診治，提供正向和創新的解決之道。書的內容相當豐富，淺顯易懂，值得關注女性健康、身體解讀與自主的朋友們閱讀。

**張芳維** 醫師
三軍總醫院婦產部生殖醫學中心主任

## 推薦序 7

# 最佳生育指南與女性健康照護專書

　　生殖醫學雖然是婦產科的次專科，但兩者卻有著大相逕庭的區別。婦產科就好比「拆房子」，要將病灶找出來並切除；而生殖醫學領域，是一門相當精細的技術，它與傳統的婦科手術不同，並非著重於「拆房子」，而是專注於「蓋房子」——保護子宮內的環境，任何細微之處都要小心呵護，讓新生命有最適合的著床條件。因此，從診斷到治療，每一個環節都需要極大的耐心與細膩的操作，這正是生殖醫學與其他婦科領域最大的區別。

　　在生殖領域中，TFC 三位女醫師以其拔群的專業能力，以及臨床上厚實的經驗，替女性健康帶來了極大的貢獻。如今，這本著作匯集了三位優秀醫師的多年經驗，實屬不易，非常好讀也充滿共鳴。

　　李怡萱醫師是我的嫡傳弟子，生殖技術是由我親自教授。她擁有深厚的醫學背景，曾在長庚醫院接受婦癌訓練，累積了豐富的開刀經驗，並精通生殖手術，這使她成為醫界中，少數能夠兼顧開刀與生殖治療的專家。她在北醫完成博士學位，並在生殖醫學領域展現出嚴謹的研究態度與卓越的臨床判斷能力。一般的婦科醫師往往專注於切除腫瘤病灶，但李怡萱醫師同時具備「蓋房子」的生育保存觀念，細心保護子宮與卵巢，確保最佳的植入條件。她的個性沉穩且有條理，無論面對再大的挑戰，皆能冷靜應對，是生殖醫學領域的佼佼者。

　　黃馨慧醫師則是典型的「姐姐型醫師」，雖在軍方醫療體系接受嚴

格訓練，但同時擁有溫暖的關懷與同理心。她特別能夠理解患者的情緒，提供細緻且富有溫度的醫療照護，這讓許多備孕女性在她的陪伴下安心前行。她的專業與耐心，使她成為許多患者信賴的醫師。

李和蓁醫師則是在中醫領域深耕，默默耕耘，腳踏實地地推動生殖醫學與中醫的結合。生殖治療往往需要長時間的調養，而中醫提供了寶貴的助力，如針灸、養氣調理等，幫助女性在備孕的過程中達到最佳的身心狀態。李和蓁醫師亦是少數真正具備生殖醫學概念的中醫師，她的加入，讓整體治療更加完整。

《與妳的子宮對話：月經、生育與健康》不僅是一本文字書，更是一份實用的生育指南，讓每一位女性都能透過專業的醫學知識，了解自己的身體狀況，做出最適合自己的生育選擇。書中深入淺出地介紹了生殖醫學的核心概念，包括如何提升受孕的機率，了解影響懷孕的因素，以及現代醫學如何幫助不同需求的女性實現生育計畫，是值得所有關心女性健康的人閱讀的作品。

**曾啟瑞** 醫師
TFC臺北婦產科診所生殖中心創辦人

## 推薦序 8

# 讓生殖醫學的女力夢幻團隊，幫妳實現心願

多數女性都曾面臨月經困擾。當下的不舒服，忍個幾天就過去了；忍個幾年，慢慢習慣了。就這樣年復一年，我們默默接受了身體的小脾氣，始終沒有認真看待它發出的警訊。書中的真實故事提醒我們，身體不是用來忍耐的，而是需要傾聽、照顧，甚至偶爾來場「深度對話」。

妳可能會好奇：「子宮真的需要對話嗎？」它不僅需要，而且可能比誰都急著跟妳溝通！學生時期，我身邊有位同學，把止痛藥當仙丹，每次痛到臉色發白，吞了藥才能出門上課。她天真的以為，備著止痛藥就能過一關算一關，但婚後始終無法懷孕。去檢查才發現，她的子宮早已罷工，治療難度隨著年齡增加，如今想生寶寶更是難上加難。

說到這裡，我得承認自己也曾抱持鴕鳥心態。雖然身為新聞工作者，經常播報婦科疾病相關新聞，但當自己被診斷出患有巧克力囊腫時，卻選擇不看、不聽、不問，直到 35 歲才開始緊張。就像許多現代女性一樣，我們在事業與生活的平衡中持續尋找自己的定位。雖然還沒有明確的生育計畫，但仍希望未來能保有生育的可能性。

於是，我鼓起勇氣，在 TFC 臺北婦產科診所生殖中心展開了凍卵旅程。坦白說，我對卵子數量並不抱太大期望，畢竟巧克力囊腫一直是我的老朋友。結果呢？我居然成功取出了超過 20 顆卵子！這一切不僅要歸功於 TFC 的頂級設備，更要感謝強大的醫療團隊和中西醫結合的前瞻性治療方式。

特別要提到李和蓁中醫師。我第一次踏入她的診間時，特地化了妝，希望自己看起來元氣滿滿。但她把脈後，一句話就戳破了我的偽裝：「身體很累，是深層的累。」這種被看透的感覺，讓我既驚訝又安心。接下來的一個月，她像偵探般挖掘我的問題，用艾灸、針灸、中藥多管齊下幫我養卵。我發現自己臉色紅潤了，睡眠品質提升了，就連營養吸收都變好了。原來，子宮也會因為被細心照顧而開心！

李醫師本身也是一位充滿故事的人。她美麗優雅、醫術精湛，卻也曾經因病陷入低潮，當時連走路都有困難，後來透過中醫的調養才恢復健康。這段經歷讓她決定投身中醫，更以榜首之姿畢業，如今專注於婦科調理、不孕症輔助治療等領域。她透過「養卵」、「養精」等方式，提高成功率並降低流產風險，用專業和智慧幫助許多女性實現心願。

本書由三位深耕中西醫領域的女性醫師——李怡萱、黃馨慧與李和蓁共同執筆。這支生殖醫學界的女力夢幻團隊，不僅是醫學專家，更是女性健康的守護者。讀完這本書後，我也更深刻了解，唯有真正照顧好自己，我們才能擁抱更多人生的可能性。

**謝安**
電視台新聞主播

# 前言

## 了解月經與婦科健康，
## 透視女性生孕力的關鍵

許多女性都對經血異常、經期不規律，以及經期間的不適症狀有所體驗，但往往不明白其背後意涵。無論是過度焦慮或是過於忽視，其實都並非明智之舉。

以下這些就診情境，在臨床上經常發生：

### ✧ 經血量太多、太少與咖啡色分泌物，讓人感到焦慮

許多患者求診時，經常提到月經來潮時，經血量特別多或特別少，經前或經後會有咖啡色分泌物，因而擔心身體會不會有嚴重問題。

經過醫師診斷檢查後，其實大部分患者所感受到的經血量較多或較少，大多是自己的主觀感受，並未達到醫學上「出血量異常」的診斷標準。而經前或經後的咖啡色分泌物，則通常是因為經血在子宮內停留時間較長，經過氧化所形成，屬於正常現象。

### ✧ 靠藥物緩解經痛，忽視潛在婦科問題

經痛是否需要就醫？這也是門診患者經常提出的疑問。有位患者長期受到嚴重經痛困擾，但一直依賴止痛藥來緩解症狀，認為吃藥後不再疼痛就不用擔心，因此從未積極接受診療。一直到她由於備孕過程

不順利，經檢查才發現患有子宮肌腺症（adenomyosis）和巧克力囊腫（endometrioma），且卵巢功能已嚴重受損，日後就難以自然懷孕。

### ✧ 月經來潮的時間不規則，情況可能比妳想得更嚴重

有位患者一年僅來一次月經，她卻認為無妨，甚至覺得沒有月經正好不用忍受經期的不適，反而輕鬆。直到婚後因不孕問題前來就醫，經詳細檢查才發現，患者有多囊性卵巢症候群（polycystic ovary syndrome, PCOS），由於未能及時診斷與處理病症，影響她的自然生孕機率。

### ✧ 誤以為青春期經期的異常很「正常」，忽視與延誤的風險

一位 13 歲女孩的月經週期不穩定，常常一個月月經來潮超過兩次。女孩的母親認為這是青春期常見的經期不穩定，不用過度擔心，因而一直未帶她就醫。直至女孩出現貧血症狀才到醫院檢查，最後被診斷為子宮頸癌（cervical cancer）。由於延誤就醫，女孩錯過最佳治療時機，最終只能年紀輕輕就接受子宮及卵巢全切除手術。

這些案例是否與妳的經歷相似？妳是否也對於經血量多少、經期不規則或經痛等症狀，有過相同憂慮與困惑，常猶豫不決是否該就醫？本書將幫妳找到答案！

**本書的誕生，因為我們在乎！**

上述女性常見的困擾，反映了一個共同問題：絕大多數女性都多多少少有月經方面的困擾，但對月經的健康意義、疾病徵兆、生孕影響，普遍缺乏充分的認識。

有些患者因並不嚴重的症狀而過度擔憂，也有些患者忽視了重要的初期症狀反而延誤就醫，最終導致生殖系統病變惡化，影響生孕能力。

月經是女性生命中的重要生理現象，其週期規律和樣態表現不僅反映了身體的正常運作，更是生殖健康的重要指標。許多婦科疾病會影響生孕能力，並會透過月經異常表現出早期症狀，如經期不規律、劇烈經痛等。

然而，在女性生理健康方面，長久以來缺乏完善的教育，從學校乃至全社會均是如此。許多女性未能充分理解月經、婦科疾病及生孕能力之間的相互關聯性與重要性，因而忽視了潛在的健康問題，導致病情惡化，甚至影響到生孕機能。

此外，雖然台灣就醫便捷，醫療品質已臻國際最佳水準，且有中西醫兩種模式並存，實是患者之幸。但許多女性仍未能深入了解，在不同情境下的適當就醫方式，以及中西醫的專業術語與治療理念，這些均不利其做出最有益健康的醫療決策。

由於在長期臨床診療經驗中，看到許多患者均有相似的就醫困擾，本書作者群開始有這樣的思考：何不試著以系統、易懂的方式，解說關於月經、婦科疾病與不孕症之間的重要關聯，並解析此領域中西醫診療的專業思維，藉此幫助女性更加理解自身健康，選擇就醫時更有依據，從而避免許多遺憾！

在這樣的思考下，這本書於爲誕生。

**中西醫背景的資深女性醫師，聯手解答**

本書由 TFC 臺北婦產科診所生殖中心的專業醫師執筆，三位醫師各自深耕於中西醫領域。作為女性，本書作者群深能同感經期異常對女性帶來的困擾；作為臨床醫師，常見因忽視月經或婦科問題、而最終導

致不孕或嚴重病症的患者。這兩種身分催促著三位作者，透過中西醫結合治療，提供更有效的醫療模式，陪伴女性患者克服不同階段的月經症狀、婦科疾病以及懷孕難題。

## 作者簡介

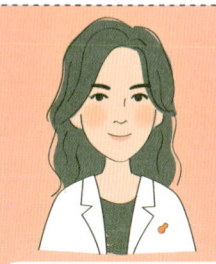

**生殖醫學醫師**

我是**李怡萱**醫師，專精於人工受孕、試管嬰兒及生殖相關疾病的治療。工作中，我見過許多因反覆性流產、卵巢早衰、子宮內膜異位症及多囊性卵巢症候群等問題而懷孕困難的患者。每當成功幫助一對夫婦迎來新生命時，那份喜悅和感動，無以言表。

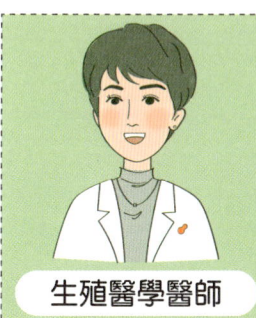

**生殖醫學醫師**

我是**黃馨慧**醫師，了解每位患者的備孕之路都是獨一無二的。除了精通試管嬰兒等生殖醫學技術外，我也擅長透過婦科檢查，早期發現潛在的生育問題。我將以最細心、最專業的態度，提供個人化的治療方案，讓妳安心的邁向成為父母之路。

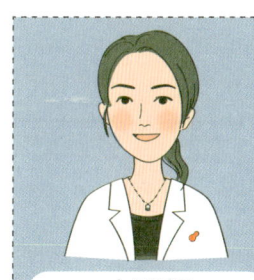

**中醫師**

我是**李和蓁**醫師，專長於中醫婦科、男女不孕、更年期障礙、減重減脂、睡眠障礙。我相信，中醫的智慧能夠為女性帶來各個階段的身心健康與平安。我傾聽、理解每個生命故事，並為其規畫專屬的療程，陪伴個案走過每段艱辛的旅程，讓幸福快快降臨。

### 月經、婦科疾病與生孕方案的專業解析

本書作者均具有十餘年臨床診療經驗，將以豐富的知識與觀察，幫助讀者釐清女性健康中最需要關注和了解的核心課題，提供專業見解與建議。

透過本書，讀者將可以完整、深度了解：

**經期各種不適與異常狀況的成因**

為讀者解析月經的生理機制，剖析其對整體健康，特別是生殖系統的重要性。書中將深入探討各類月經不適的成因，並介紹中西醫的緩解與治療方法，幫助讀者有效管理經期健康。

**月經與婦科疾病間，不可忽視的關聯性**

書中將介紹多種常見婦科疾病，幫助讀者了解出現了哪些月經症狀，有可能是婦科疾病的徵兆。書中也結合中西醫觀點，詳細解析各病症成因並提供就醫建議，將有助於早期識別身體異常狀況，及時採取適當的就醫安排。

**透過月經，評估生孕機能健康**

月經與生孕能力的關係密切，不僅是評估排卵功能的重要指標，更與多種可能引起不孕的婦科病症息息相關。書中將深入解析不孕症的成因與預防措施，並介紹中西醫的治療方案，提供更深入的生孕健康知識與管理要點。

### 中西醫的選擇，以及最適當的搭配治療

患者在就醫時，經常面臨應該選擇中醫或西醫的困惑，難以判斷何者更為適合。書中將探討中西醫在診療上的觀念差異與就醫判斷依據，並介紹婦科與不孕領域內的中西醫合作方式，協助讀者制定最完善的就醫計畫。

### 破解迷思，避免受不實謠言誤導

書中將總結醫師群的專業知識，破解婦科與不孕症的常見迷思與保養誤解，提供實際有效的保健方式。同時，從飲食、運動、生活習慣等多方面，提供讀者具體建議，優化整體健康管理。

藉由專業知識的分享，我們由衷期望本書成為讀者在健康旅程中的可靠夥伴，協助讀者全面理解女性健康相關課題，並幫助每位追求生孕的女性實現夢想，順利前行。

# 目錄

推薦序1　獻給每一位值得被溫柔擁抱的女性　李世明 / 2

推薦序2　最專業的中西醫合療，守護生育力　余雅雯 / 4

推薦序3　學會與子宮良好互動，呵護自己　林致源 / 6

推薦序4　為自己的健康，做最明智的決策　武國璋 / 8

推薦序5　中西醫聯手護航，為高齡孕育找到幸福　許伶楓 / 10

推薦序6　為月經正名，正視經期健康的重要性　張芳維 / 12

推薦序7　最佳生育指南與女性健康照護專書　曾啟瑞 / 14

推薦序8　讓生殖醫學的女力夢幻團隊，幫妳實現心願　謝安 / 16

前言　了解月經與婦科健康，透視女性生孕力的關鍵 / 18

## Part 1　認識月經

第1章　經痛、腰痠、下腹悶脹等經期不適 / 28

第2章　經血的多寡、樣貌與顏色 / 36

第3章　怎麼樣才算是「正常」月經週期？ / 45

第4章　為什麼月經滴滴答答？ / 52

第5章　各階段的月經順利與真正意義 / 58

第6章　解密關於經期的坊間傳聞 / 65

第7章　如何安心、順利度過經期？ / 73

# CONTENTS

## Part 2　常見婦科疾病對懷孕的影響

| 第 8 章 | 中西醫師劃重點──了解婦科疾病，對症治療 / 82 |
| 第 9 章 | 它們其實同屬一家！──子宮內膜異位症、巧克力囊腫、子宮肌腺症 / 89 |
| 第 10 章 | 這些症狀原來彼此相關！──多囊性卵巢的生理影響與治療 / 100 |
| 第 11 章 | 庫存量不足就不孕？──AMH 數值與生孕的關係 / 107 |
| 第 12 章 | 真的會自己消失嗎？──卵巢囊腫的常見類型與影響 / 115 |
| 第 13 章 | 沉默的健康威脅──卵巢癌 / 122 |
| 第 14 章 | 復發率高，更會影響懷孕！──令人困擾的子宮息肉 / 127 |
| 第 15 章 | 位置不同，處理方式各有差異──子宮肌瘤對健康與生孕的風險 / 132 |
| 第 16 章 | 不孕的隱形元凶──為何會出現子宮腔沾黏？ / 138 |
| 第 17 章 | 一定會癌變嗎？──子宮內膜增生的類型與治療 / 142 |
| 第 18 章 | 不再是高齡相關疾病！──令人聞之色變的子宮內膜癌 / 148 |
| 第 19 章 | 婦科疾病不必慌──問診須知與醫師選擇 / 153 |

# CONTENTS

## Part 3　不孕症診斷與治療——中西醫合療指南

- **第 20 章**　揭開不孕症面紗——解析造成不孕的關鍵原因 / 162
- **第 21 章**　跨出不孕症治療的第一步——藥物輔助治療與人工授精 / 175
- **第 22 章**　中西醫協作試管嬰兒生孕計畫——從誘導排卵到取卵 / 184
- **第 23 章**　提高成功率的解方——從胚胎培養到植入 / 195
- **第 24 章**　寶寶留不住，怎麼辦？——面對失去，重新出發 / 203
- **第 25 章**　告別誤解與迷惘——迎接新生命 / 212

**結語**　生殖健康是女性幸福的基石 / 227
**參考文獻** / 231

# Part 1

## 認識月經

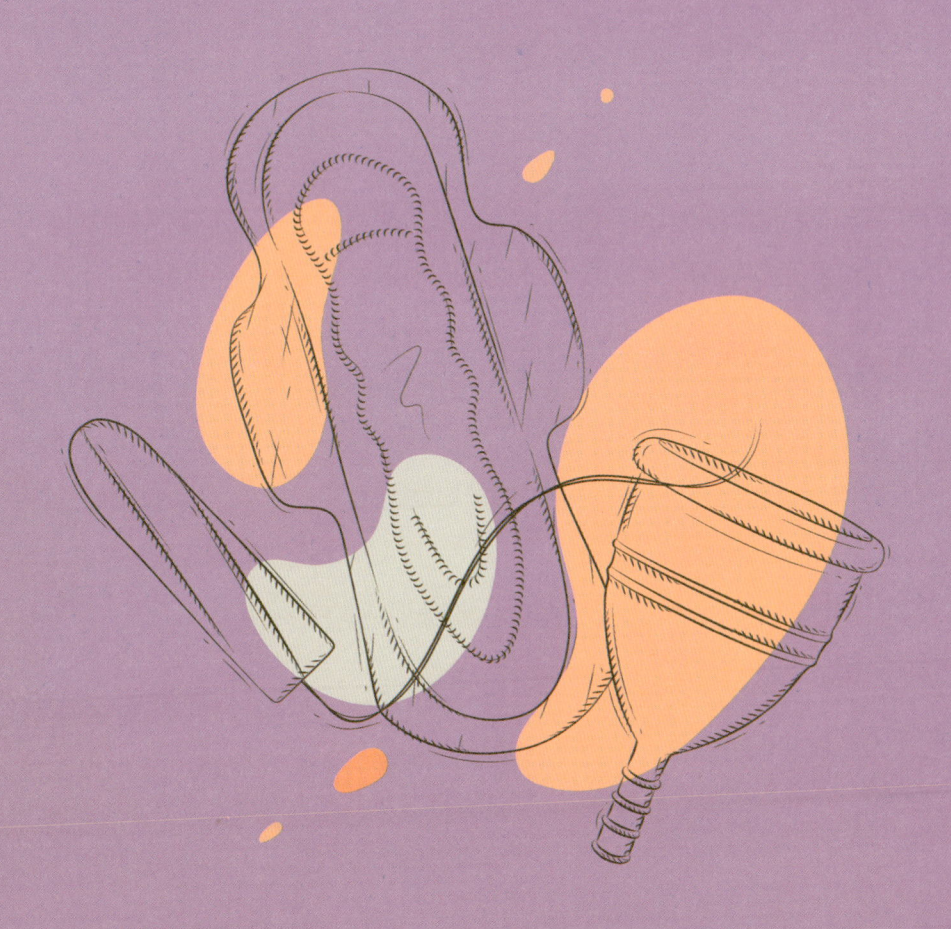

## 第1章 經痛、腰痠、下腹悶漲等月經不適

**Q** 為何月經來潮時，常伴隨各種痠、痛、悶脹等不適感？

每次月經來臨時，我會經歷嚴重的經痛，伴隨頭痛、腰痠及腹瀉。這些症狀使我在經期期間感到十分疲憊，情緒也因此受到影響。當經期與工作時間衝突時，只能請生理假回家休息，這常引來同事的不解。為了減輕疼痛，繼續上班，我每個月都得依賴止痛藥，這樣會不會帶來嚴重副作用呢？同為女性，為何我的經期症狀就是比其他女生嚴重？真是不解！

——33歲，小芳

月經週期對許多女性而言是身心的嚴峻挑戰，常見症狀包括不同程度的經痛，下腹脹悶，腰部痠痛及腸胃不適。部分患者的經痛可能非常劇烈，並伴隨冷汗、頭暈或暈厥，對生活造成顯著影響。

這些不適症狀的成因為何？有何影響？如何能緩解並治療呢？首先，我們將聚焦探討經期不適的相關症狀，深入探討其成因，並基於專業醫學知識，提供緩解不適症狀的實用建議。

### 經期疼痛與不適，造成身心雙重挑戰

經期不適對許多女性的生活品質產生影響，持續的時間可能長達數十年。然而，月經相關議題在教育與社會討論中常被忽略，導致女性缺乏必要的知識與支持。

在門診中，醫師們經常聽到患者對經期不適的描述，大致涵蓋以下這些症狀與感受：

### 經痛

這是最常見的不適症狀，通常表現為下腹部抽搐或緊縮，伴隨持續的鈍痛或壓迫感，像是腹部被擠壓的感受。

### 腰部痠痛無力

腰部痠痛通常發生於下背區域，表現為鈍痛或壓迫感，類似重物壓迫，導致腰部僵硬、無力，患者難以維持坐直或站直的姿勢。

### 下腹悶脹

下腹部出現腫脹感，伴隨緊繃與脹痛，偶爾也會伴有水腫及間歇性抽痛。

### 腸胃症狀

不適症狀以脹氣、悶痛、絞痛為主，時有急性疼痛發作，伴隨腸道痙攣而引發腹瀉。腹瀉過後，腹部脹痛症狀仍可能持續。

### 乳房悶脹

受到雌激素影響，乳房會出現脹痛感，導致皮膚緊繃且敏感。疼痛可能擴散至腋窩和上臂，偶爾伴有刺痛或灼熱感。

### 心理與情緒

有部分女性，於月經前 1～2 週容易出現易怒、焦慮、憂鬱、低落等情況，臨床上可能被診斷為「經前症候群」（premenstrual syndrome, PMS）。

### 頭痛或頭暈

頭痛部位無固定位置，可能發生在不同區域。頭暈嚴重時，還會引發噁心和嘔吐。頭痛也可能是經前症候群的症狀之一。

心理與情緒
影響

頭痛或頭暈

乳房悶脹

下腹悶脹

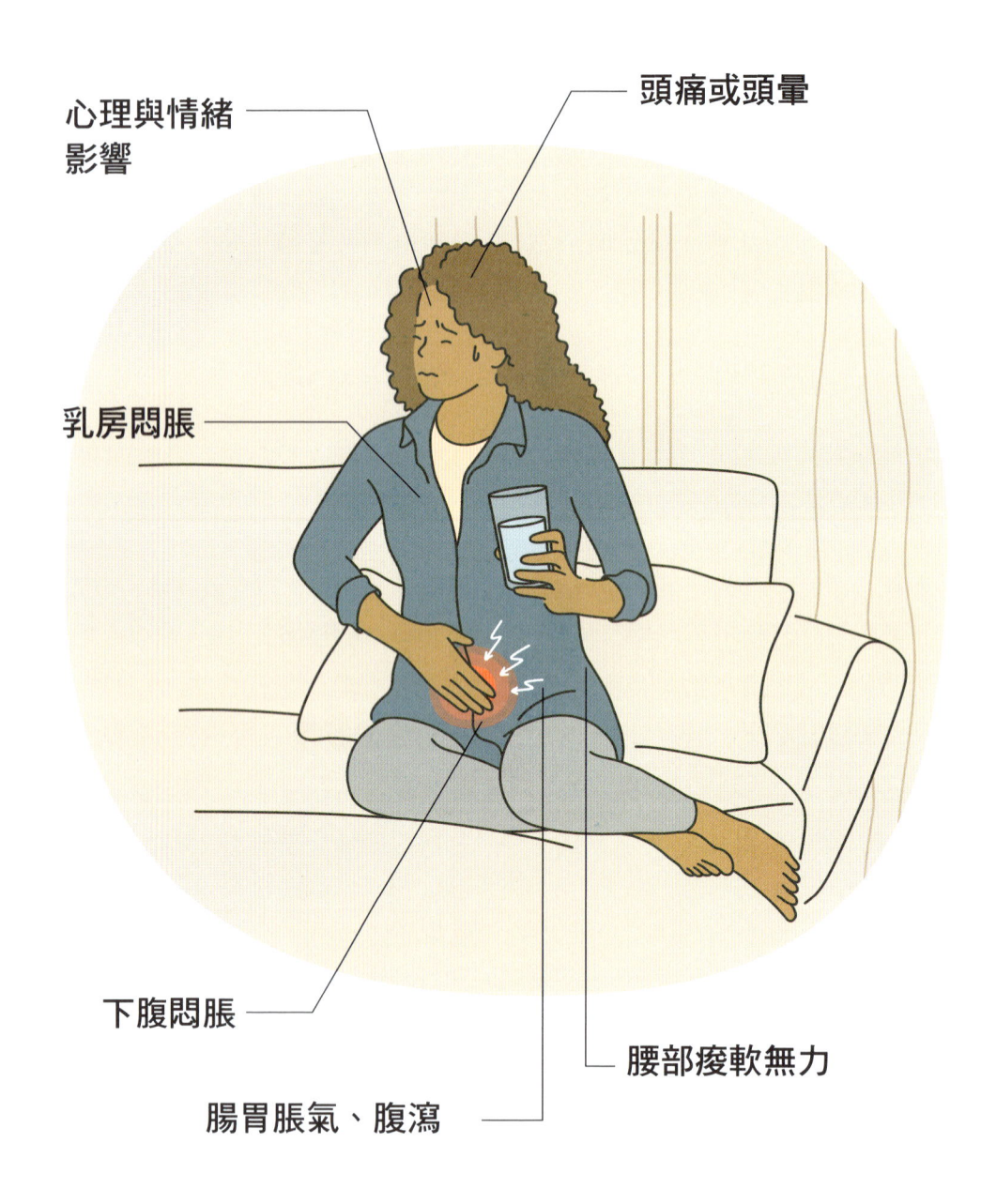

腰部痠軟無力

腸胃脹氣、腹瀉

▲ 經期常見不適症狀。

## 引發經前不適的可能因素

為什麼在經期會出現這些不適？它們對健康又有什麼潛在的影響？

### ◆ 經痛

月經期間的經痛在醫學學理上分成兩種：

**1 原發性經痛**（primary dysmenorrhea）
非疾病或生理異常的經痛

**2 續發性經痛**（secondary dysmenorrhea）
因子宮的健康問題引發的經痛

**原發性經痛**指非由疾病或生理異常引起的經痛表現，發生原因是經期間前列腺素（prostaglandin）分泌導致子宮間歇性收縮，以利經血排出；而子宮在收縮的過程中，下腹部發生類似抽筋的現象，造成女性經期間程度不一的疼痛。

月經期間若血流量較大，子宮會更頻繁的收縮以排出經血。這種收縮不僅影響子宮本身，還會牽連周圍組織，導致骨盆腔出現疼痛。

原發性經痛的疼痛程度在不同個體間差異顯著。部分患者疼痛嚴重，須臥床休息或依賴止痛藥；另一部分女性則僅感輕微不適，甚至無痛，日常生活不受影響。這種差別性與個人體質以及疼痛耐受度有關。

**續發性經痛**通常涉及子宮的健康問題，常見容易引發嚴重經痛的疾病，如子宮內膜異位症（子宮肌腺症、巧克力囊腫）為子宮結構產生異常變化，從而使經期間的子宮收縮更加疼痛不適。

在經期間出現的各種不適感，背後常見的原因有以下幾種：

### ✧ 腰痠

當經期來臨時，子宮會透過收縮來排出經血，這些收縮不僅會引發疼痛，也可能拉扯到周圍其他肌肉群，進而導致腰部產生痠痛感，特別是腰部肌肉較無力的女性，常有明顯反應。臨床上，子宮後傾的患者反應經期間有腰痠症狀的比例較高。

### ✧ 腹脹、腹悶、腹瀉

經期間的下腹悶脹好發於子宮內膜異位症（endometriosis）患者，原因可能是異位症組織與腸道發生沾黏，造成腹脹，排氣不順。

子宮生理狀況正常的女性，也可能有此類症狀。有醫師認為，這是由荷爾蒙波動引起的；也有醫師推論，可能是經血逆流到腹腔，對腹膜和腸道產生刺激。另外，子宮後傾的患者，因其子宮後傾方向靠近腸道，更容易發生腹瀉的狀況。

### ✧ 頭痛或頭暈

月經期間的頭痛，通常由荷爾蒙變動所引起；尤其雌激素下降，可能導致血管擴張或收縮，進而導致頭部不適與疼痛感。如果經期大量出血，也可能導致貧血，造成頭暈、頭痛的症狀。

### ✧ 經前症候群

經前症候群常被解釋為對荷爾蒙變化的敏感反應。接近月經來潮時，黃體素和雌激素分泌下降，部分體質較敏感的女性，可能因此出現心理與情緒方面的症狀。

中醫理論中,並無原發性和續發性經痛的區別。原發性經痛在中醫看來,與脾、肝、腎三條經絡相關,並根據具體症狀可歸結為氣滯血瘀、寒凝、氣血虛弱等不同病理機制。情緒抑鬱,腰痠背痛,筋骨痠軟為肝經、腎經問題。經前腸胃不適則多與脾經、腎經失調有關;續發性經痛最常求診中醫的便是子宮內膜異位症,多和濕熱血瘀、寒瘀體質相關。中醫藉由改善經期排血不暢、局部組織充血的炎症反應等情況來緩解疼痛。

## 就醫建議與中西醫的診療方式

如果經痛反覆出現,無論嚴重與否,都應先就醫排查是否有婦科疾病。若確認為原發性經痛且疼痛尚能忍受,建議多休息,並攝取如巧克力等富含鎂的食物,有助於放鬆肌肉。另外,也可考慮中醫療法,幫助舒緩經痛。

若疼痛難耐,甚至影響到工作和生活,建議依照醫囑使用藥物,例如:**止痛藥、避孕藥、平滑肌放鬆劑**。對於極端劇痛的個案,醫師可能會考慮**施打停經針,暫時停止月經,讓子宮和卵巢先暫時休息**。

若經痛已經醫師診斷確認為婦科疾病引起的續發性經痛,須由醫師針對疾病進行治療。

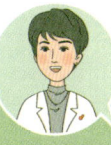

**馨慧醫師**

我本身也有經痛困擾,會在經痛徵兆出現前就先服用抗發炎止痛藥。這類型的止痛藥和嗎啡類止痛藥不同,所以不用擔心上癮的問題,只要在規定劑量內使用,都是安全的。

中醫的治療方法則會分兩個時期，**在經期時以止痛及緩解不適為主；非經間期著重調理體質**，治療疾病本身，以達到標本兼治、不再復發之效。

針對頭痛、腰痠背痛等引發疼痛的不適症狀，適量服用止痛藥可有效緩解。而腹脹、腹悶及腹瀉則可透過調整飲食來減少腸胃脹氣。

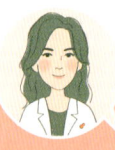

> **怡萱醫師**
>
> 不管是原發性還是續發性經痛，中醫在調理月經和緩解經痛方面通常能發揮不錯的效果。基本上，不管是針刺或艾灸，都可快速見效，值得考慮使用。

中醫的調理方式，從辯證論治分析，根據時間、部位、性質，綜合全身症狀，辨別寒熱虛實，再結合中藥、艾灸、針刺等方法，來緩和經期的不適。

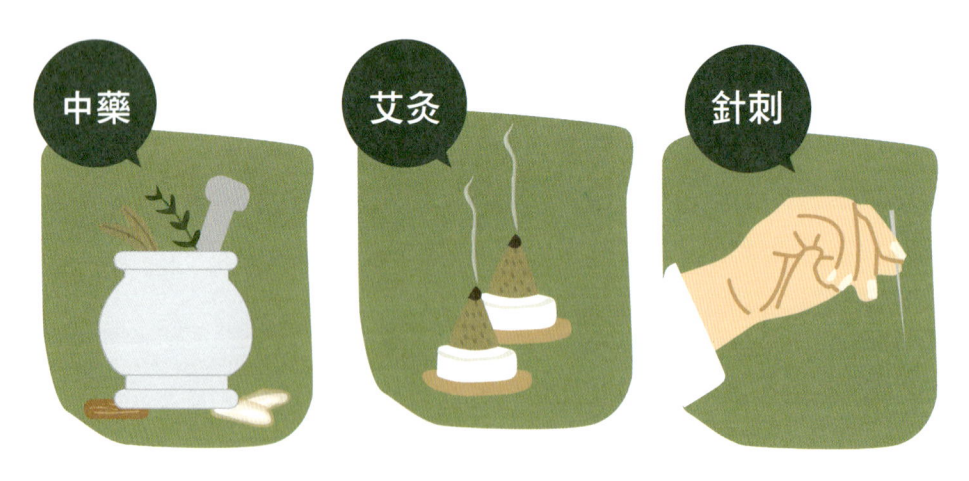

中藥　　艾灸　　針刺

▲ 常見的中醫調理方式。

中西醫在經痛及經期不適的處理上各具優勢。西醫能迅速緩解症狀，而中醫則側重於調整體質，減少症狀的長期困擾。若妳正受到經痛或經期不適的困擾，建議在讀完本章內容之後，尋求信任的醫師協助，改善經期生活品質。

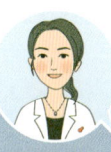

和蓁醫師

腰痠的狀況，可以透過結構調整或訓練腰部肌肉力量得到顯著改善，如進行適當的腰部鍛鍊、背部伸展運動、核心力量訓練等。在我自身以及臨床經驗中，的確具有緩解效果。

**重點小筆記**

經期不適為許多女性的常見困擾，而各人症狀差異大，與個人體質、疼痛耐受度相關。經痛可分為原發性（因子宮收縮所致）和續發性（由疾病引起），都可能對生活品質產生顯著影響。

緩解方式上，建議若疼痛影響生活，應就醫檢查，確認無疾病後可使用止痛藥等方式改善症狀。中醫調理強調體質調整，以長期改善症狀。綜合中西醫方法，有助於提升經期的生活品質。

# 第 2 章 經血的多寡、樣貌與顏色

> **Q** 經血中有血塊，而且經期前後，經血有時呈咖啡色或黑色，正常嗎？
>
> 我的月經前兩天血量特別多，大概每兩小時就需更換一次23公分的日用型衛生棉，還會伴隨著大量血塊，這樣是否量太多？經血出現血塊對身體有什麼負面影響嗎？另外，在月經來潮前幾天和經期快結束的後幾天，經血是咖啡色，甚至接近黑色而非鮮紅色。這不是正常的顏色吧？是不是表示我有什麼疾病呢？
>
> ——27歲，小辰

女性每月所經歷的經期狀況不盡相同，尤其經血量多寡與顏色異常是許多女性最關切的問題。這樣的現象，背後可能受到生理性與病理性的多種因素影響。

門診中常見的患者疑問包括：
- 出血量太多或太少，懷疑是由疾病導致。
- 經血中夾雜血塊，擔心是否有潛在健康問題。
- 經血正常應為鮮紅色，但有時會偏深、呈現咖啡色，甚至偏黑色。
- 某些人的經血中可能出現異常顏色，如黃色或綠色。

接下來，跟著醫師的說明，一起了解上述這些現象的成因，教妳明確分辨正常與異常情況。

## 經血量過多或過少的常見原因

根據一般定義,正常的月經量約在 20～80 毫升之間。因此,月經出血超過 80 毫升時,可以認定為經血量異常增多。但由於難以實際量測,臨床上,醫師會詢問患者是否需要頻繁更換衛生用品(例如兩小時之內就要更換衛生棉,且血量甚多),月經期間是否感到疲憊或頭暈,並透過血液檢查來確認,是否發生月經過多導致貧血的現象。

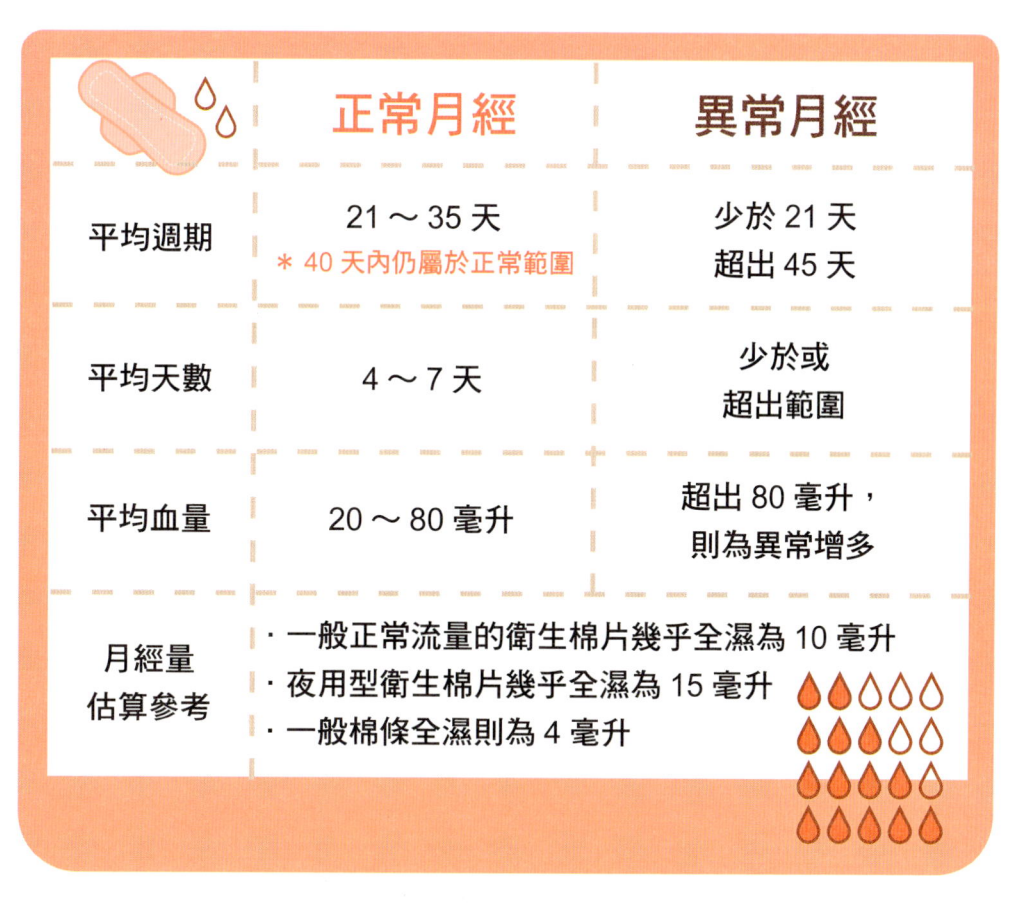

|  | 正常月經 | 異常月經 |
| --- | --- | --- |
| 平均週期 | 21～35 天<br>＊40 天內仍屬於正常範圍 | 少於 21 天<br>超出 45 天 |
| 平均天數 | 4～7 天 | 少於或<br>超出範圍 |
| 平均血量 | 20～80 毫升 | 超出 80 毫升,<br>則為異常增多 |
| 月經量<br>估算參考 | ・一般正常流量的衛生棉片幾乎全濕為 10 毫升<br>・夜用型衛生棉片幾乎全濕為 15 毫升<br>・一般棉條全濕則為 4 毫升 |  |

▲ 正常月經量與異常月經量。

第 2 章　經血的多寡、樣貌與顏色

造成月經過多的原因包括子宮黏膜下肌瘤（submucosal myoma）、子宮肌腺症、子宮內膜增生（endometrial hyperplasia）、子宮息肉（endometrial polyp）等婦科疾病。前兩者會干擾子宮正常收縮，導致止血不良，進而增加經血量。子宮內膜增生會使內膜過厚，也可能引發經血過多。長在內膜的子宮息肉，亦可能導致經期出血較正常狀況增加。

經期間過量食用補品，如麻辣鍋、燉補料理，或夜班及不規律作息引發荷爾蒙失調，也是經血增多的常見因素。

與經血量過多相對，若經血量低於 20 毫升，可能被視為經血量過少。臨床上，醫師會依據患者更替衛生棉的頻率與每塊棉片上吸收的血量，結合患者個人過去常態，來判斷是否異常。

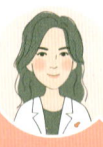

> 怡萱醫師
>
> 經血過多或過少是否需要擔憂，應與自身的常態進行比較。若經血量長期維持相近水準，且超音波檢查未顯示異常，通常不須治療。若在多次月經期間發現經血量顯著變多或變少，則建議及早就醫查明原因。

生活和飲食習慣是導致經血量過少的常見原因。壓力過大、時差紊亂、作息不規律、肥胖、暴瘦、運動量突然增加等因素，都可能會影響雌激素分泌，導致子宮內膜變薄，引起經血量減少。

當服用非類固醇抗發炎藥（NSAIDs），如布洛芬（Ibuprofen）、阿斯匹林（Aspirin）時，這類藥物會抑制前列腺素生成，從而減少經血量。

如果曾接受子宮內膜手術或使用荷爾蒙類避孕器（如黃體素釋放避孕器），會影響子宮內膜的健康狀態；若導致內膜變薄，經血量會因此減少。排卵減少或雌激素不足，從而使子宮內膜無法充分增厚，經血量同樣會隨之減少。多囊性卵巢症候群患者由於少排卵或無排卵，導致月經不規律，經血量減少是其中一種可能的表現。

## 血塊與經血顏色異常的常見原因

除了血量之外，經血中出現血塊或是異常顏色的經血，也會讓許多女性感到憂慮與困惑。

### ✧ 經期產生血塊

經期間的血塊通常源於經血於陰道內停留過久，導致凝結。由於陰道結構曲折，經血排出時可能積聚在陰道內。若久坐、久站或活動量不足，經血停滯時間加長，血液凝結成血塊的可能性就會提高。

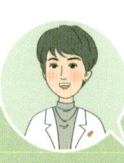

> **馨慧醫師**
>
> 陰道內有一個小小的空間，稱為「陰道穹窿」。經血並不會立即排出體外，可能會暫時積聚在這裡，有時甚至會到第二天才排出。這類情況通常不需要擔心，血塊出現不代表經血量過多。

血塊的形成也與體內抗凝血酶原的分泌有關。抗凝血酶原能減緩血液結塊，使經血流暢；當身體分泌的抗凝血酶原不足，就容易出現血塊。

### ✧ 經血顏色變深、變黑，呈現咖啡色

經血呈黑色、咖啡色是月經常見現象。當經血呈現鮮紅色，表示血液從子宮內膜剝落後，迅速排出體外。當經血在體內滯留時間較長，血紅素中的鐵質可能發生氧化，導致經血顏色變深，呈現深紅、咖啡色或黑色。

咖啡色經血大多出現在月經開始或結束的幾天。在此兩個階段，經血量通常較少，流速較慢，血液會在陰道中滯留較久，血液中的鐵質氧化作用時間長，因此經血呈現咖啡色。

## ✧ 經血或經期的分泌物呈現異常顏色

當經血呈現綠色、黃色或灰色,並伴隨臭味、排尿疼痛、外陰搔癢、質地黏膩等情形時,通常與陰道的細菌感染(如細菌性陰道炎)或性傳染病(如滴蟲感染)有關。流產過程中,若有胎兒組織或胎盤殘留物排出,也可能呈現灰色。

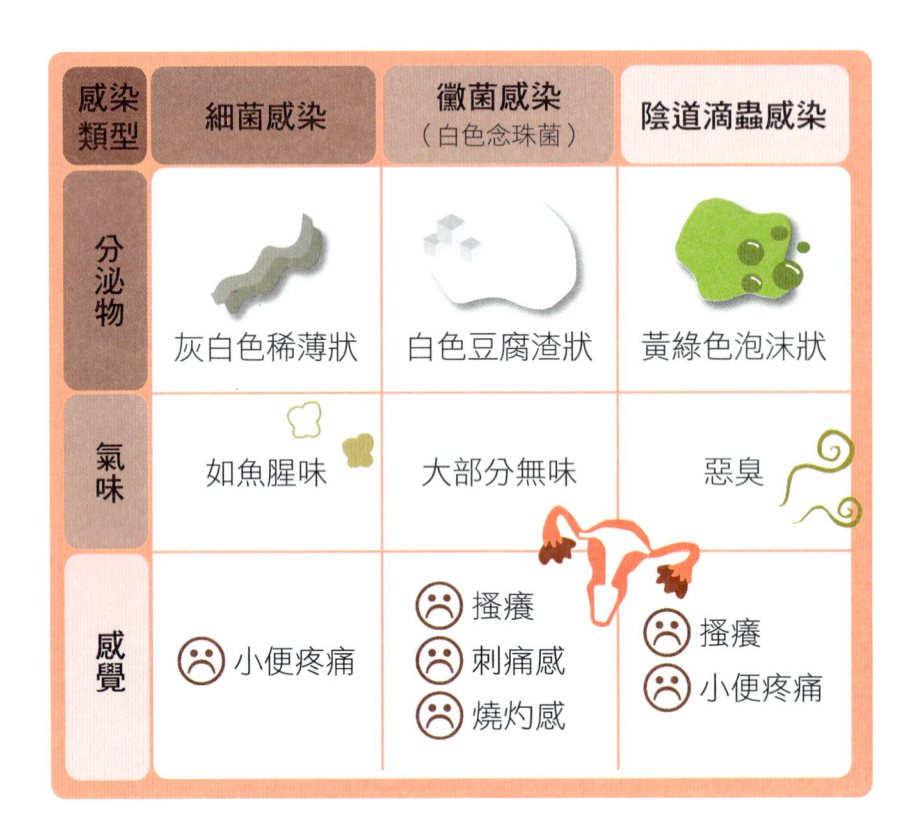

| 感染類型 | 細菌感染 | 黴菌感染(白色念珠菌) | 陰道滴蟲感染 |
|---|---|---|---|
| 分泌物 | 灰白色稀薄狀 | 白色豆腐渣狀 | 黃綠色泡沫狀 |
| 氣味 | 如魚腥味 | 大部分無味 | 惡臭 |
| 感覺 | 小便疼痛 | 搔癢、刺痛感、燒灼感 | 搔癢、小便疼痛 |

懷孕初期通常出現粉紅色出血,這是因受精卵著床時破壞內膜表面而導致輕微出血。若非懷孕,粉紅色出血也有可能是子宮發炎或性行為出血。*

---

\* 此類型出血通常並非正常月經。關於容易被誤解為月經的「不正常出血」的說明,請見第 4 章、頁 54 詳述。

## 就醫建議與中西醫的診療方式

了解經血的多寡、顏色及血塊變化，有助於辨別身體狀況。雖然通常並沒有致命的嚴重風險，但也可能隱含健康警訊。

### ◆ 經血量過多

就醫時機的判斷重點，在於出血量較過往常態增多的情況，是否持續發生，以及有無其他症狀。**建議持續觀察三個月左右，並與自己常態的經血量做對比。**若情況未見改善，應考慮就醫。

如果僅是單一次性的經血量增加，可能與近期的生活方式有關，如過度疲勞、大量運動或食用過補的食物等，不一定需要太憂心。若已出現頭暈、疲倦或心悸等貧血症狀，則意味著經血量過多程度已影響身體健康，建議立即就醫。

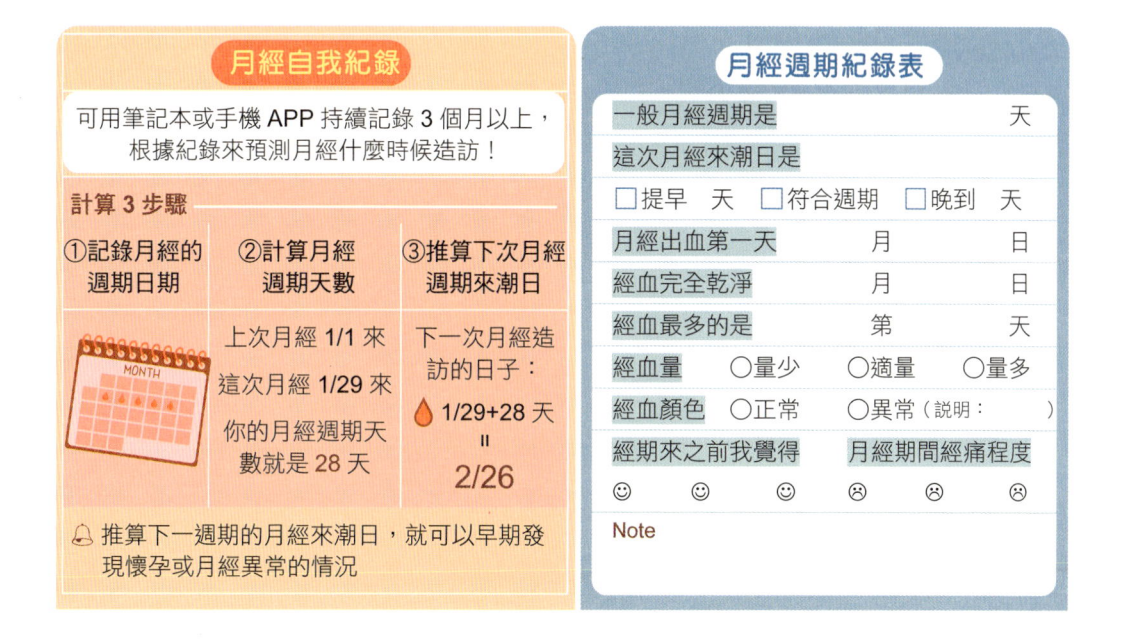

---

### 月經自我紀錄

可用筆記本或手機 APP 持續記錄 3 個月以上，根據紀錄來預測月經什麼時候造訪！

**計算 3 步驟**

| ①記錄月經的週期日期 | ②計算月經週期天數 | ③推算下次月經週期來潮日 |
|---|---|---|
| | 上次月經 1/1 來<br>這次月經 1/29 來<br>你的月經週期天數就是 28 天 | 下一次月經造訪的日子：<br>🩸 1/29+28 天<br>＝<br>2/26 |

🔔 推算下一週期的月經來潮日，就可以早期發現懷孕或月經異常的情況

---

### 月經週期紀錄表

| 一般月經週期是 | | 天 |
|---|---|---|
| 這次月經來潮日是 | | |
| □提早　天　□符合週期　□晚到　天 | | |
| 月經出血第一天 | 月 | 日 |
| 經血完全乾淨 | 月 | 日 |
| 經血最多的是 | 第 | 天 |
| 經血量　○量少　○適量　○量多 | | |
| 經血顏色　○正常　○異常（說明：　　） | | |
| 經期來之前我覺得　月經期間經痛程度 | | |
| ☺　☺　☺　☹　☹　☹ | | |

Note

---

第 2 章　經血的多寡、樣貌與顏色

診療方式著重於找出經血過多的原因,並給予治療。若嚴重貧血,急性期可補充鐵劑來緩解貧血症狀,後續仍須根據病因考慮手術或藥物治療。

## ✧ 經血量過少

感覺自己經血量過少的患者,應先與自身平時的經血量比較,觀察是否有顯著變化,包括經血量顯著減少,或經血量不變、但月經天數縮短。觀察約三個月,若月經天數與出血量持續異常,建議就醫檢查。

關於經血量過少的不同成因以及對應的診療方案,可參考以下的說明:

- **子宮內膜變薄**:經血量減少可能與子宮內膜變薄相關。由於內膜過薄可能影響胚胎著床,若有懷孕需求,則建議積極就醫,檢查內膜是否過薄或受損。醫師可用藥物進行內膜修復,例如使用雌激素促進內膜增厚。若發現為沾黏引起,則可能需要進行沾黏分離手術。但是,當內膜因流產或手術受到嚴重損傷時,修復可能較為困難。
- **排卵不規律和黃體功能不良**:經血量過少的患者,可以進行荷爾蒙和甲狀腺功能檢查,確認黃體功能是否發生異常。排卵不規律也是多囊性卵巢症候群的症狀之一,應進一步評估是否患有此病症。
- **生活習慣不良**:壓力過大、過度疲勞、飲食不當等,都可能影響經血量。醫師通常會建議改善生活方式。只要調整上述不良習慣,經血過少的狀況都可能隨之恢復正常。

### ✧ 經期產生血塊

一般來說，經期中偶有出現少許血塊屬於正常現象，不代表嚴重健康問題，通常不用過度擔心。如果有大量血塊，可能與子宮內膜增生或子宮肌瘤有關，應考慮尋求醫師診斷。

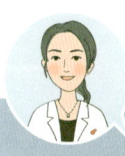

> 和蓁醫師
>
> 經血結塊本身不會造成大傷害，但反映出體內可能循環不佳、凝血功能異常或內膜異常增生等。中醫認為，這可能增加婦科疾病的生成風險。規律生活及良好的生活習慣，可減低這類風險。

### ✧ 經血顏色變深、變黑，呈現咖啡色

經血顏色的變化多與經血滯留體內時間有關，經過氧化後顏色會變深，若無其他不適，通常不需要就醫。

若黑色經血伴隨異味、灼熱感、搔癢或下腹悶漲，可能為發炎、感染問題，應立即就醫。此外，若經血長期偏黑且量少，可能是子宮內膜過薄。由於會影響生孕，應積極就醫進行進一步檢查。

若經醫師診斷為細菌或黴菌感染，西醫通常會開立抗生素或抗黴菌藥物治療。中醫初期多以清利濕熱為主，反覆性感染不癒，會考量是因脾虛、腎虛、氣鬱、血虛等造成免疫低下，所以後期治療著重於提高免疫力，預防再次感染復發。

### ✧ 經血或經期分泌物顏色明顯異常

當經血或經期分泌物顏色異常，例如呈現綠色、黃色或灰色等，並伴隨臭味，排尿疼痛，外陰搔癢或質地黏膩時，可能與細菌感染、性病、流產有關，應立即就醫。針對感染的治療，西醫會依據病因**採用抗生素或抗寄生蟲藥物治療**。而中醫的治療方針則如前文所述，**主要以清利濕**

**熱為主，預防復發為輔**。

當經血呈現粉紅色，可能是處於懷孕初期受精卵著床導致的出血，或性行為後出血，通常是正常現象。但若粉紅色經血持續出現，並伴隨其他症狀，如腹痛、子宮發炎，則應盡快就醫，接受婦科檢查。

### 重點小筆記

整體而言，單次經血樣態異常多半無須過度擔憂，尤其在壓力增大或生活節奏改變時。但若經血顏色顯著異常或伴隨異味、不適症狀，即使只出現一次，也應立即就醫檢查。

對於有生孕計畫的女性，應格外注意經血量異常，過多與過少皆可能與婦科病變有關，也可能造成受孕能力減損。定期觀察並及時就醫，是維護生孕健康的最好方式。

# 第 3 章 怎麼樣才算是「正常」月經週期？

## Q 月經週期不規則，會不會影響懷孕呢？是否需要就醫改善？

我不是每個月都有月經，可能一個月有來，一個月沒來，最高紀錄甚至有兩個月沒來。因為月經時間抓不準，在外活動時，常常擔心月經會不會突然來了，只好一直隨身攜帶衛生棉。另外，我跟男友有結婚和懷孕的計畫，請問我這樣的狀況是正常的嗎？有辦法可以改善嗎？會不會影響懷孕呢？

——30 歲，卉婷

　　正常的情況下，女性的月經週期日數應該是要維持一致；但部分女性週期不穩定，甚至有長期無月經的狀況，這可能由生活因素或婦科問題引發，並且影響受孕機率。在這一章中，我們將探討不同月經週期變化的原因及應對方式。

## 月經週期不同尋常，不見得需要緊張

　　月經週期的醫學定義是從月經開始的第一天，到下一次月經來臨的前一天為止。最常見的月經週期約為 28 天，但 21～35 天都可視為是正常，其中來潮出血會持續 3～7 天。即使經期偶爾提前或延後，只要不超過七天，通常仍屬於正常現象。

整體而言，上述是正常的週期，但月經週期的長短仍會因人而異。在健康狀況良好的情況下，部分女性的週期可能較長，但只要是長期維持規律，也並非「不健康」。有些女性是「季經」，意即每三個月來一次月經。在這種情況下，只要有排卵，仍有懷孕可能。

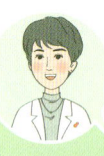

**馨慧醫師**

我很少會每個月都來月經，多年以來，月經週期約是45～90天之間，最久是90天，平均可能是45天左右。雖然我的月經週期較長，但固定追蹤且並無發現其他問題，故有幸能順利懷孕。建議大家若有類似狀況，請先就醫檢查整體生孕機能，確保自然懷孕機率。

**和萱醫師**

有些女性月經週期較長，如每2～3個月來一次月經，經過檢查無異常，仍可自然懷孕，未影響生理功能，那就並非「不健康」。臨床統計上，女性一生都會經歷經期不規則，只要後續有恢復身體常態，就不必過分憂慮。

以女性生理健康而言，比起是否符合標準 28 天，月經週期是否維持穩定更加重要。然而目前醫學認定，在女性人生中的兩個時期，不規則月經通常是正常的生理現象：

### ① 青少女期的生理性亂經

初經開始後的前 2～3 年，月經不規則是常見情況。由於此期間腦下垂體和卵巢尚未完全成熟，經常會有不排卵的現象。大約7～8 成的女孩月經週期會在三年內漸漸走向規律。若過了第三年仍未調整到穩定的週期，則可能需要醫學評估和介入治療。

## ② 更年期的生理性亂經

大多數女性會在 48～52 歲之間進入更年期 *，但具體年齡可能因個人體質而有所不同。這段時間內，月經會逐漸變得不規則，經期間隔可能延長或縮短，從每兩三個月一次到半年一次，直至不再發生；經血量也會逐漸減少，直到完全停經。每位女性的更年期症狀皆不盡相同。

在上述兩個年齡段，只要沒有突然大量出血或持續不斷的少量出血，多半是正常的生理變化。然而，除了這兩個年齡段之外，月經週期若出現不規則的情況，就不該掉以輕心。

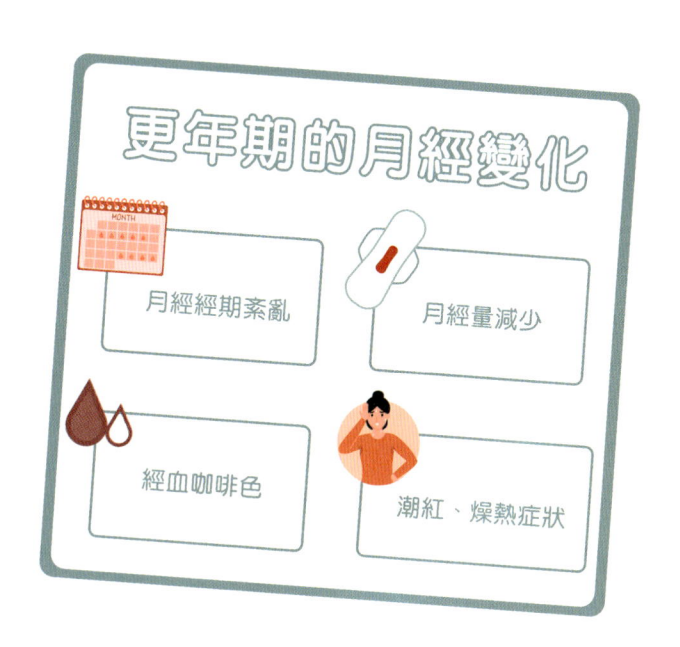

**更年期的月經變化**

- 月經經期紊亂
- 月經量減少
- 經血咖啡色
- 潮紅、燥熱症狀

\* 資料來源：國民健康署。

## 這些情況的月經週期不規則,要小心!

臨床上較常見的月經週期不規則有以下幾種樣態,各有相對的原因:

### ✧ 月經週期過短

當月經週期持續少於 21 天,稱為「**頻發月經**」(polymenorrhea),表示兩次月經間隔過短,甚至一個月內可能發生兩次。

**經期過短通常與壓力過大、卵巢功能失調或黃體素分泌不足有關。** 壓力會影響下視丘–腦下垂體–卵巢軸(hypothalamic-pituitary-ovarian axis,HPO 軸)*,導致荷爾蒙分泌異常,從而縮短月經週期。卵巢功能失調可能影響排卵過程,尤其是黃體功能不良會導致黃體期縮短,使子宮內膜提前脫落,形成頻發月經。而黃體素分泌不足,則會使子宮內膜無法有效維持而提早剝落,導致經期前有些滴滴答答的小出血。這對備孕女性來說特別重要,因為它會影響胚胎著床,並且增加流產風險。

### ✧ 有些出血並非月經!

在月經結束後又很快(例如不到 21 天)發生少量出血時,這樣的出血有可能並非正常月經,而是其他原因導致的子宮或陰道出血。此類出血通常血量較少,有時僅須使用護墊即可;持續時間較短,大約 2～3 天就結束。

> **怡萱醫師**
>
> 月經的規律性容易受到生活作息、壓力等外在因素影響。建議大家養成記錄月經的習慣,不僅有助於自己掌握身體狀況,也能幫助醫師更準確的了解妳的健康情況。

\* HPO 軸,請見第 5 章、頁 59 詳述。

此種出血的可能原因，包括排卵期出血、懷孕早期出血、性行為後出血、陰道炎、產後出血、肥胖者因子宮內膜增厚等因素而引起的異常出血。*

### ✧ 月經週期過長

當月經週期長於 35 天時，表示兩次月經的間隔時間過長，甚至可能出現兩三個月才來一次的情況。這種狀況在醫學上稱為「**稀發月經**」（oligomenorrhea），常見原因包括荷爾蒙分泌失調或排卵功能異常。

多囊性卵巢症候群是月經週期過長的常見原因之一，因為排卵不規律、少排卵或無排卵，導致月經週期延長。

當週期超過 35 天甚至更久，便可能有「**無排卵性月經**」（anovulatory cycle）的情況發生。無排卵性月經是指即使沒有排卵，雌激素的持續分泌仍會使子宮內膜增厚，最終由於缺乏黃體素的調節，內膜不穩定的剝落，導致不規則的子宮出血。

### ✧ 繼發性無月經

**繼發性無月經**（secondary amenorrhea）是指女性在尚未進入更年期的情況下，原本正常的月經週期突然連續四個月沒有來潮。發生這種狀況時，務必先確認是否懷孕。若排除懷孕可能性，就要找尋其他原因。造成繼發性無月經的原因多樣，通常與生活習慣、內分泌失調或藥物使用有關。

過大的壓力、過度勞累、飲食失調、體重的劇烈變化（例如快速減重或增加）等狀況，都可能干擾月經週期，特別是體脂過低（例如健身過度），會抑制雌激素的分泌，導致月經停止。

---

\* 非月經期的出血，請見第 4 章，頁 54 詳述。

內分泌異常問題,如卵巢功能提早衰退、甲狀腺功能異常、泌乳激素過高、多囊性卵巢症候群等,也會影響排卵週期。某些藥物,特別是化療藥物、類固醇與抗憂鬱藥物,同樣會影響身體荷爾蒙,導致停經。

上述各種月經週期不規則的樣態,大多數皆有疾病隱憂。患者該如何安排就醫,醫師又將如何進行檢查與診療,以下逐一說明。

## 就醫建議與中西醫的診療方式

### ◇ 月經週期過短(少於 21 天發生出血)

這種狀況可能代表身體出現異常,特別是當出血明顯並非正常月經時。在非月經期發生出血,**應先考慮懷孕可能,建議進行妊娠檢查**。若長期、多次出現此情況,尤其需要注意週期與出血量的變化。

如前文所述,此現象可能由多種因素引起,包括荷爾蒙失調、子宮病變、卵巢疾病以及懷孕初期徵兆等,須就醫進行檢查,找出原因並進行診療。醫師通常會**利用血液檢查和超音波評估卵巢功能,判斷是否出現荷爾蒙失調或卵巢結構異常**。

若少於 21 天發生出血,且無法確定出血是否由月經引起,仍應該就醫。醫師會查明具體的出血原因,並針對該原因與患者身體狀況制定治療計畫,以確保達成精準治療。

### ◇ 月經週期過長(長於 35 天發生出血)

如果本身月經週期一向較長,但呈現規律性,例如兩三個月才來潮一次,若無懷孕規畫,也無其他不適,即不需要格外擔心。

不過,當月經週期突然拉長或變得不規律時,就需要就醫檢查。醫師通常會透過荷爾蒙檢測、超音波影像檢查等,來評估卵巢功能是否出

現異常。此外，壓力過大、過度運動或體重的顯著變化等因素，也可能對月經造成干擾。醫師將依據檢查結果，**以排卵藥或避孕藥調節荷爾蒙，幫助恢復正常週期**。

在中醫的診斷中，月經過短常和血熱、虛熱、氣虛等體質相關；月經週期過長的患者常被認為與血虛、血瘀或寒性體質相關。治療上，醫師會根據患者的體質特徵，採取個人化的調經療法，通常**使用中藥處方以及相關穴位來改善氣血循環，調理內分泌機能，促使月經週期恢復正常**。

### ✧ 繼發性無月經

若原本月經規律，但突然連續四個月沒有來潮，即是繼發性無月經，建議盡早就醫檢查。醫師首先會確認是否懷孕或受藥物影響。若上述因素皆可排除，則須進一步檢查卵巢功能和內分泌系統，以評估**是否存在卵巢早衰（premature ovarian failure）、多囊性卵巢症候群等婦科疾病，或是甲狀腺功能異常，以及泌乳激素分泌異常等問題**，並根據病因提供針對性治療。

若非卵巢早衰，長期沒有月經，內膜持續增厚，有可能會提高內膜異常增生，甚至是罹患子宮內膜癌的風險。

---

**重點小筆記**

導致不規則月經的原因多樣，可能是正常的青春期與更年期現象，也可能是與荷爾蒙波動、壓力過大或與婦科問題等因素有關。雖然月經不穩定不一定表示有健康問題，但仍應注意潛在的風險，並根據症狀及時尋求醫療建議。

# 第 4 章 為什麼月經滴滴答答？

**Q 經期前後有持續少量出血，是否為疾病徵兆？**

我的經期通常會持續 5～7 天，但有時候會在鮮紅色經血流出前，先持續有一些少少的咖啡色血跡出現。在正常量的出血結束後，也會持續好幾天都還有零星的少量咖啡色出血，有時候少到不需要用衛生棉，僅用護墊即可。這樣的狀況是一種病嗎？這種令人困擾的症狀，是否有機會改善？

——**27 歲，Lily**

## 滴滴答答，暗藏危機！

正常的月經來潮過程，初期經血量較少，通常呈現鮮紅或淡紅色；隨後血量逐漸增多，於經期中段達到高峰，經血顏色通常為鮮紅或深紅色；經期接近尾聲時，經血量逐漸減少，顏色也可能變深，呈現咖啡色或黑色，直到出血完全停止。整個過程通常持續 3～7 天，接下來會有大約 20 天不出血，直至下次月經來潮。這樣的月經週期循環，應該規律發生。

然而,許多女性在月經來潮之間或是前後,會出現少量、斷斷續續的出血,患者常用「滴滴答答」來形容這個現象。以下三種是最常見的樣態:

- 經期前幾天就出現微量出血。
- 月經持續幾天後中斷,數天後又發生出血。
- 月經超過正常天數(七日)還未停止,不斷或多或少的出血,甚至延長至十天或更久。

上述的症狀可能由多種因素引起,例如:

### ✧ 黃體功能不良

黃體是由排卵後的濾泡發展形成,並負責分泌黃體素。黃體素的主要作用是穩定子宮內膜,為胚胎著床提供適合的環境。如果黃體功能不良,黃體素的分泌量不足,或無法持續分泌足夠長的時間,子宮內膜的穩定性會受到影響。這種不穩定的內膜可能會提早開始斷續剝落,導致在經期前出現少量出血,也可能造成經血無法正常結束的情況。

### ✧ 子宮或陰道結構因素

經血排出須通過子宮頸和陰道,部分女性可能因子宮或陰道的結構問題,導致經血排出受阻。先天性的問題,如子宮中膈或陰道中膈,是可能的結構問題之一;而後天性手術,如子宮腔手術後造成沾黏或剖腹產疤痕,也可能干擾經血的流通順暢,引發間歇性出血。若是由這些原因引起,症狀通常會長期持續存在。

✧ 子宮收縮不良

子宮透過肌肉收縮，可幫助剝落的內膜和經血排出，以及血管收縮止血。若患有肌瘤或子宮肌腺症可能導致子宮收縮不良，經血無法順利排出，導致持續或間歇性的少量出血。患者常會覺得經血排不乾淨，並伴隨有下腹部悶痛或不適感。

✧ 非月經的其他不正常出血

有些滴滴答答的出血，其實是子宮或陰道的異常出血，容易被錯認為月經，但其實並不是月經來潮的出血（這與前一章提到的「經期過短」情況類似）。

## 不正常出血的三大可能原因

非真正月經的不正常出血，通常有以下三個可能的原因引發：

① 懷孕

懷孕早期胚胎著床時，常發生微量出血，有時候會讓人誤以為是月經。懷孕初期的出血量通常比正常月經少，並且可能伴隨疲倦等症狀。若為子宮外孕，其出血量明顯較多，並且伴有腹痛。

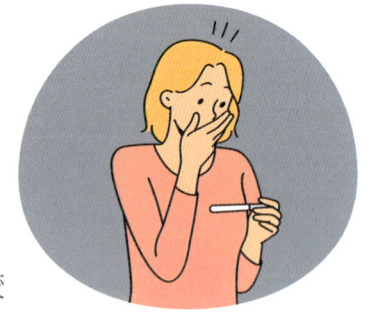

流產也可能造成出血，症狀則會因懷孕週數而不同。若週數較小，出血量與月經相似；週數較大時，出血量會更多，甚至可能看到流產組織排出。

### ② 子宮頸或陰道的發炎與感染

陰道炎、子宮頸炎所導致的出血，常發生在性行為後或做完抹片檢查後，因為受到感染，通常伴隨不良氣味，甚至出現白色、黃色、綠色或灰色的分泌物。發炎的黏膜或組織會變得脆弱，容易因摩擦造成出血。

### ③ 婦科疾病造成的出血

子宮息肉、子宮黏膜下肌瘤、子宮頸癌、子宮內膜癌等，都有可能造成出血。

## 就醫建議與中西醫的診療方式

如果月經的滴滴答答出血僅偶發一兩次，通常問題不大，身體會在下次月經週期時，將未完整剝落的子宮內膜排出。若滴滴答答出血持續發生，甚至出血超過 10～14 天，建議就醫找出病因進行針對性治療。

以下是各種成因的可能診療方案：

### ✧ 黃體功能不良

西醫通常使用荷爾蒙療法來彌補黃體功能的不足，如**利用口服黃體素調節月經週期並穩定子宮內膜**。因應此症狀，中醫藉由「調週法」，讓濾泡成長健全，順利排卵並轉化健康黃體，改善經血量少或持續出血的問題。

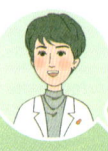

**馨慧醫師**

無論是不正常的微量出血，或是不正常的月經停止，請永遠要考量懷孕的可能性──除非子宮已切除。要排除自己懷孕的話，還是要驗孕才會準。建議最好去醫院檢查，用數值來確認，而不是自己判斷。

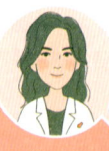

**怡萱醫師**

如果出血時伴有疲倦等症狀，通常會建議患者進一步檢查，因為單靠血量多寡來判斷，可能不足以準確評估實際情況。例如，子宮外孕的出血量往往較多，就很容易讓人誤認是月經來潮。

### ✧ 子宮或陰道結構因素

醫師們通常會利用內診來檢視陰道結構，使用超音波檢查子宮、卵巢結構、子宮內膜厚度等。另外，子宮鏡可以清楚看到子宮腔內的狀況；**若有中膈或沾黏等病灶，可以用子宮鏡手術處理。**

### ✧ 子宮收縮不良

西醫在處理由子宮收縮力不足引起的經血排出不順問題時，會根據具體病因（例如子宮肌瘤或子宮肌腺症），**結合藥物、介入治療或手術的方式**進行個體化治療。

中醫則有許多藥材可以**強化子宮收縮，幫助子宮內膜剝落**，促使月經的順利排出。

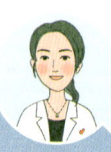

**和萱醫師**

臨床上，孕婦在生產完坐月子時，常有子宮收縮不良的困擾。有些西醫婦產科醫師會讓對子宮收縮劑反應不佳的患者，請中醫以生化湯治療，促進子宮收縮以排出惡露，加速產後恢復。但切記，不可自行將子宮收縮劑和生化湯合併使用。

## ✧ 非月經的其他不正常出血

<u>一旦發生不正常出血，請立即就醫</u>。醫師通常會先進行懷孕測試，以排除與懷孕相關的出血原因，如子宮外孕。如果確診懷孕，醫師就能及時安排相關的早期胎兒健康檢查，如唐氏症篩檢，確保不會錯過關鍵的檢測時機。

若是感染引起，通常會使用抗生素進行治療。如果診斷為子宮內膜增生或子宮內膜癌等婦科疾病，則會根據病情提供相應的治療方案，如藥物或手術治療。

> **重點小筆記**
>
> 非月經期間出現的出血現象，背後可能隱藏多種健康問題，都有可能不利於健康與生孕能力。請記得：及時尋求醫療協助來診斷和處理這些異常出血狀況，才不會造成遺憾！

# 第 5 章　各階段的月經順利與真正意義

由於在臨床上收到過許多患者受到經期不適的困擾，探討各種經期不適的原因與治療就成為本書的重要內容；但若能進一步了解月經的生理機制與意義，對於如何維持生理與生孕健康，預防與因應各種病變，對所有女性都將有更大的幫助！

女性一生中，在生殖週期方面的發展變化，可分為四個階段：

① **青春期**：生殖系統成熟的階段。多數女性初經發生於 10～16 歲[1]，代表女性生殖系統逐漸成熟，並開始具備生孕能力。

② **生育期**：成年後，女性進入生殖功能活躍階段。25～35 歲是國民健康署建議的最佳生育年齡，此段時期的生孕能力最為活躍。

③ **更年期**：隨著年齡增加，在停經前，生理期開始不規則到完全消失的這段期間，稱為更年期，通常落在女性 48～52 歲之間[2]。

④ **停經期**：月經停止超過一年以上。台灣女性平均停經年齡約在 48～50 歲左右[3]，卵巢功能逐漸衰退，也意味著生孕能力走向終點。

從女性的初潮開始到更年期停經之間，大約經歷 400～500 次的月經週期。月經不僅僅是子宮出血的現象，而是多個生理系統精密協調的結果，包括大腦、內分泌系統、卵巢和子宮之間的相互作用。

[1、2、3] 資料來源：國民健康署。

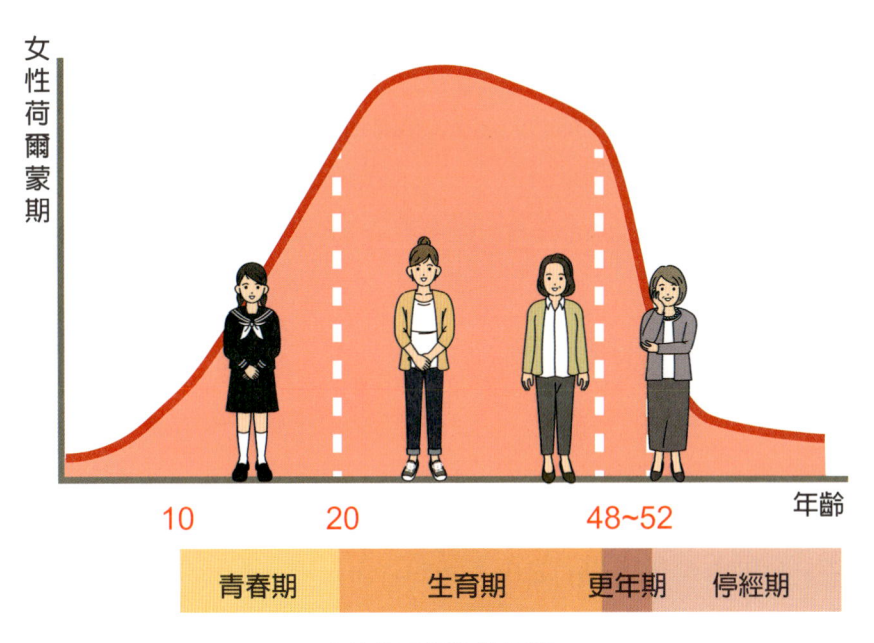

▲ 女性的四個生殖週期。

## 月經週期的生理機制

女性月經週期由下視丘（hypothalamus）、腦下垂體（pituitary gland）和卵巢（ovary）之間協同作用逐步成熟；當下視丘刺激腦下垂體釋放促性腺激素釋放素（gonadotropin-releasing hormone, GnRH）的機制穩定後，卵巢開始對這些荷爾蒙的變化作出反應，因而推動整個月經週期的發生。這一系統被稱為「下視丘 – 腦下垂體 – 卵巢軸」（HPO 軸）。

HPO 軸的調節機制是透過分泌不同的荷爾蒙來調節子宮內膜，週期性的改變其結構和功能，進而創造適合胚胎著床與懷孕的環境。這一過程可分為三個主要階段：**內膜發育（增生期）**、**內膜維持（分泌期）**及**內膜脫落與排出（行經期）**。

### 子宮內膜發育階段（增生期）

腦下垂體分泌濾泡刺激素（follicle-stimulating hormone, FSH）和黃體刺激素（luteinizing hormone, LH）。這些荷爾蒙作用於卵巢，促使濾泡發育。在濾泡發育過程中，卵巢會釋放雌激素，使子宮內膜逐漸增厚，為受精卵的著床做好準備。

### 子宮內膜維持階段（分泌期）

濾泡成熟後破裂，將卵子釋出；輸卵管末端的纖毛狀構造會像手指般擺動，吸引並接收卵子進入輸卵管。濾泡在釋出卵子後，轉化為黃體（corpus luteum），開始分泌黃體素，促進子宮內膜進一步蛻膜化並維持其穩定，以準備受精卵的著床，並防止內膜過早剝落。

### 子宮內膜脫落與排出（行經期）

如果卵子未受精，黃體會逐漸萎縮並停止分泌黃體素，導致子宮內膜無法繼續維持穩定，內膜組織將逐步剝落，形成月經。子宮會配合進行間歇的收縮，來協助脫落的子宮內膜與血液經子宮頸、陰道流出。

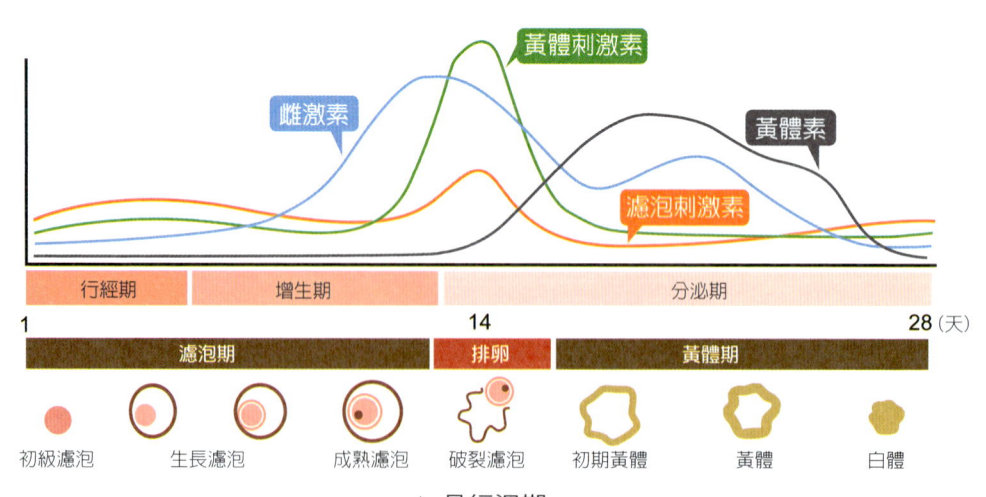

▲ 月經週期。

經過三階段完成一輪完整月經週期後，在月經週期結束時，隨著雌激素和黃體素濃度降低，負回饋作用減弱，促使腦下垂體分泌濾泡刺激素，開始新一輪週期。

## 從月經機制來分析，經期為何會異常！

月經週期的每個階段，各自受不同荷爾蒙的調節與影響。當其中任一階段的運作出現異常時，可能會引發月經不規則、經量異常等症狀。

### ❖ 增生期

在此內膜發育過程中，若出現運作失調，將出現月經量過少、月經不規則、不排卵等月經異常問題。其主要原因有兩方面：

① 腦下垂體功能低下

腦下垂體無法正常分泌濾泡刺激素來刺激濾泡發育。這種情況可能會由於壓力、睡眠週期失調引起，因為這些因素會干擾內分泌系統的正常運作。

② 卵巢機能異常

卵巢無法接收或回應濾泡刺激素的刺激，以致於無法順利發育濾泡。隨著年齡增長，卵巢功能衰退是正常現象。此外，基因問題（例如染色體異常）、卵巢手術、放射治療、化學治療等，都有可能造成卵巢機能加速衰退。

### ❖ 分泌期

在此階段，若黃體素分泌不足，內膜穩定性降低，可能導致內膜過

早剝落崩解，進而引發少量不規則出血，或出血時間提前的情況。

### ✧ 行經期

月經期間常見的異常狀況，如經痛、經血量過多、經血滴答不止、不正常經血顏色等，原因可能涉及子宮收縮不良、內分泌失調、婦科疾病（如子宮肌腺症、子宮肌瘤）或生殖道感染等眾多因素。

### ✧ 停經期

停經後的出血，首先要排除子宮頸癌、子宮內膜癌的可能性。無論是突發的大量出血，還是短暫的少量出血，皆屬異常現象，必須對停經後的異常出血保持高度警惕。

## 月經順利代表的重大意義

經期順利正常或是出現不適症狀，對女性的健康，尤其生殖機能，又代表了什麼意義？

「月經順利」通常是指月經週期穩定、規律，過程順暢且無明顯異常症狀。這表明下視丘－腦下垂體－卵巢軸協同運作良好，荷爾蒙分泌穩定，卵巢功能正常。此外，子宮內膜健康發育，意味著內分泌系統、卵巢和子宮大致健康。

從生孕的角度來看，順利的月經週期意味著排卵功能正常，子宮內膜具備良好的著床條件，可提高懷孕成功率。但是，**這並不代表一定能順利懷孕。**

因為在月經順利的前提之下，仍有許多不利於受孕的因素仍有可能發生，例如：

- 輸卵管的阻塞可能妨礙精子與卵子結合，或增加子宮外孕的風險。
- 發生不利子宮結構的病症，如子宮息肉、子宮肌瘤等，導致子宮內部環境不利著床。
- 卵巢庫存量不足或品質下降，使得受孕成功率降低。
- 染色體異常或基因變異，可能影響卵子品質，胚胎發育或著床。

月經順利雖然代表生孕機能相對正常，但仍有部分生孕因素與月經運作沒有直接相關。這些因素如果發生病變，帶來的負面影響仍不可忽視。有生孕計畫的伴侶，若嘗試一段時間後沒有成功受孕，應進行全面生殖健康檢查，綜合評估其他因素（懷孕困難與不孕症相關內容，Part 2 會有進一步詳細說明）。

## 錯失經期警訊，小心懷孕有困難！

月經順利正常時，不一定意味著能順利懷孕；但當月經異常時，就往往是身體發出的預警信號。

在前面的章節，我們認識了月經週期常見的不適症狀、經血樣態和週期規律。要是出現部分異常症狀，可能就暗示著生殖健康問題，如經痛、經血量過多或過少、經血顏色異常、滴滴答答出血、不規則的月經週期、繼發性停經。針對經期異常的可能成因，我們再複習一次需要注意的重點：

- **續發性經痛**：通常由子宮內膜異位症（包括其子類型：子宮肌腺症、巧克力囊腫）引起。
- **經血量過多**：可能是子宮肌腺症、黏膜下肌瘤、子宮內膜增生、子宮息肉等疾病徵兆。

第 5 章　各階段的月經順利與真正意義

- 經血量過少：可能為子宮內膜過薄或發生子宮腔沾黏（Asherman's syndrome）。
- 經血顏色異常：通常是婦科感染發炎或初期懷孕。
- 滴答出血不止、月經週期不規則（甚至發生「繼發性停經」）：跟荷爾蒙分泌失調、子宮結構異常、卵巢功能不佳、多囊性卵巢症候群等情況，比較有關係。

在可能導致經期不適症狀的病症之中，子宮內膜異位症、子宮內膜增生、子宮肌瘤、子宮息肉等病症會改變或影響子宮內部環境，進一步阻礙胚胎著床，或增加流產風險。

經期不穩定也可能與卵巢健康相關。卵巢是掌管排卵與多種關鍵荷爾蒙的器官，排卵障礙也是生孕困難最常見的原因之一。例如，多囊性卵巢症候群會導致月經不規則和排卵異常，因而減少受孕機率。此外，卵巢庫存量不足或卵巢早衰會降低卵子供應，進一步影響受孕能力。

從上述說明就不難知道，**經期不適與異常現象常與婦科疾病相關**。這些疾病可能涉及子宮、子宮內膜、卵巢等與生孕機能密切相關的器官。**月經的不適與異常除了暗示女性生理健康可能出現問題，也經常意味著生孕能力會受到減損。**

### 重點小筆記

月經週期的穩定與否，能夠反映出女性內分泌系統的平衡與生殖器官的健康狀態。當月經規律時，說明生殖系統協調運作，具備相對良好的生孕能力與自然懷孕機率。相反的，部分異常症狀很有可能是生殖健康的警訊。

# 第 6 章 解密關於經期的坊間傳聞

**Q** 月經期間避免冰飲、補品、洗頭、運動等坊間說法，真的有實證依據嗎？

月經期間，經常聽到親友的溫馨叮囑，比如避免冰飲和補品，不要洗頭，要多休息，甚至連運動也應該避免。這些坊間流傳已久的「古早智慧」讓我的生活受到不少限制。我曾經嘗試在經期做重訓，洗頭，甚至吃薑母鴨，結果並沒有感覺到任何不適。同事阿美喝了一整年的熱飲，每個月還是經痛到不得不請假。我很困惑，這些坊間說法究竟有沒有明確的依據呢？

——29 歲，小芸

在生理期，許多人相信某些飲食或行為可以有效緩解經痛，所以積極採用；也有人認為某些作為可能有損經期女性的健康，因此嚴格禁止。然而，並不是每個說法都經得起醫學的檢驗。

## 這些事到底能不能做？

有些傳言建議女性在生理期間，應該避免洗頭、染髮或運動。然而，真的有醫學根據、實證基礎嗎？讓我們進一步來探討。

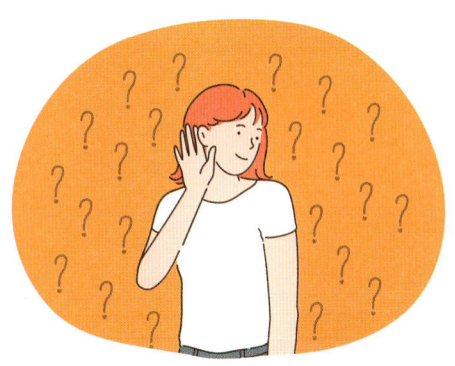

### ✧ 經期不能洗頭？

經期不宜洗頭的觀念可追溯到古代，由於工業化之前許多人無法洗熱水澡，可能導致洗頭後受涼而生病，而這個風險在經期可能又更高一些，因而有此習俗流傳於世。

隨著現代生活條件提升，幾乎人人能洗熱水澡，洗完頭也能快速吹乾，這種顧慮已不再成立。絕大多數女性在經期洗頭並不會對健康產生不良影響。但臨床上也確實有少數女性，在經期洗頭後可能出現頭痛、經痛或經血減少的現象，通常與中醫理論的「血虛」體質有關。**要是屬於血虛體質的這女性，可依據自身經驗決定是否在經期時避免洗頭。**

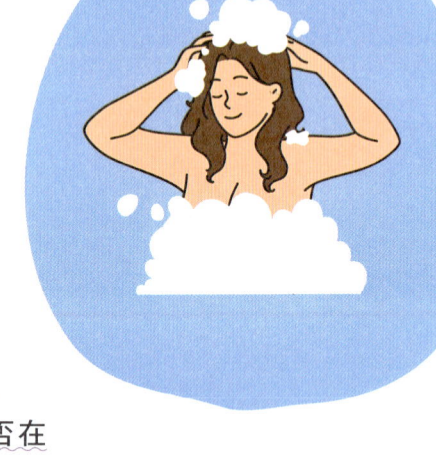

### ✧ 經期不能染、燙髮？

無論是否在經期，染髮和燙髮的化學藥劑都可能對頭皮造成刺激，也有損害健康的潛在風險。由於荷爾蒙波動，**皮膚敏感性在經期會增加，發生不適反應的風險也會升高**。若是染髮後曾出現過敏的女性，經期確實應該盡量避免染髮。

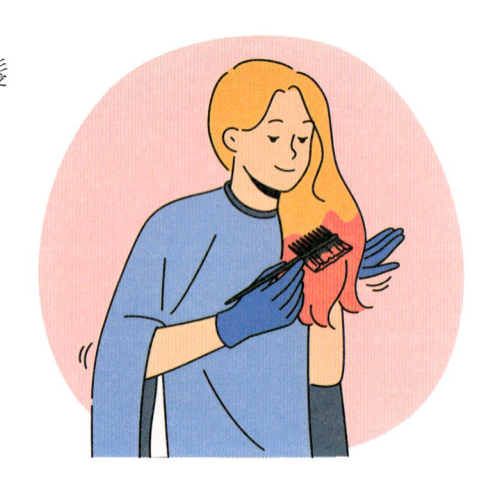

## ✧ 經期不該運動？

在經期內是否適合運動，同樣取決於個人的身體狀況。對一些女性來說，經期內適度運動，如瑜伽、散步或伸展運動，能促進血液循環，甚至可以幫助舒緩經痛，減少經前症候群的不適。許多研究均指出，**輕度運動有助於提升經期的整體舒適度**。

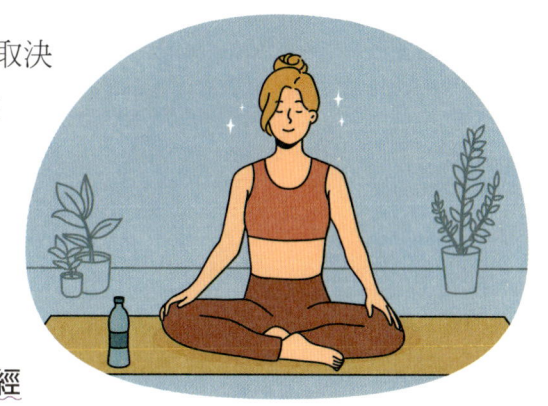

如果平時有進行運動習慣，且經期內感覺良好，則不必完全停止運動，只需要根據身體狀況來調整運動強度即可。若平時沒有運動習慣，建議避免進行激烈運動，以免對身體造成額外負擔。如果在經期中有嚴重的經痛、疲倦感或感覺身體無力，建議應該減少運動量，甚至選擇完全休息，讓身體調整與恢復。

## ✧ 可以吃巧克力等甜食，來舒緩經痛與不適嗎？

巧克力，特別是高純度（可可含量70%以上）的黑巧克力，富含鎂、可可鹼及油酸，確實有放鬆肌肉、舒緩情緒的作用。鎂可以幫助肌肉放鬆，而可可鹼類似咖啡因，能短暫提振精神和心情。甜食中的糖分本來就容易讓人感覺愉快。

**生理期間吃些巧克力等甜食也許帶來愉悅感，然而效果因人而異**，部分可能來自安慰劑效應或

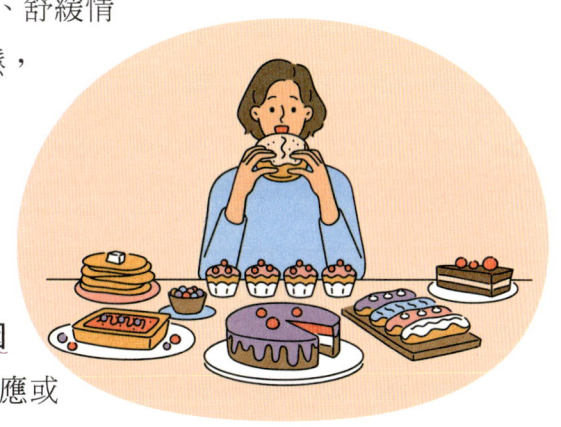

廣告帶來的心理作用，並非根治經痛的長期解決方案。特別是對於經痛嚴重或有病理性問題的患者，不應用吃甜食替代正式的醫療。

### ✧ 經期間特別適合大吃，因為不會變胖？

許多人在經期間大吃大喝，但經期結束後，依舊感覺變瘦，因此出現「經期吃不胖」的這種都市傳說。其實，這是個迷思！經期後的體重下降，**其實是由於黃體素引起的水腫消退，而非真正的脂肪減少**。雖然經期期間，荷爾蒙變化可能影響食慾和新陳代謝，但只要攝取過多熱量，仍然會導致脂肪堆積，體重增加。

上述的這些活動做或不做，對大部分女性的健康都不會有明顯影響。至於對特定女性而言，是否會引發不適反應，具體情況仍須取決於個人體質。最重要的判斷因素，應該是醫學實證，以及女性個人經驗和對身體的了解，不必盲目遵從傳統說法。

## 維護生理期健康，這些事要注意！

除了前文中常見的傳言之外，在生理期間確實有一些事可能有明確且嚴重的影響，值得大家特別注意，建議避免！

## ✧ 經期不是安全期

許多人誤以為月經期是安全期，因此忽視避孕措施。事實上，即使在經期間也有懷孕風險。雖然此時子宮內膜正在剝落，但排卵期並非總是固定，有時可能提前。再加上，精子在女性體內可存活 3～5 天，如果下次週期的排卵提前，仍有可能發生精卵結合。因此，在經期性行為不使用保險套，絕非有效的避孕方法。

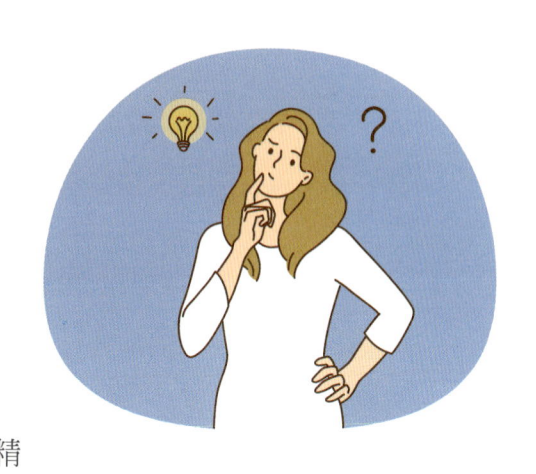

除了懷孕風險，生理期的性行為還有別的健康風險。性高潮會引發子宮收縮，可能加重經痛的不適感。而經期間性行為，也會顯著增加泌尿道和生殖道感染的風險。

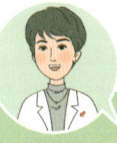

> **馨慧醫師**
>
> 月經排血期間，內膜剝落崩解，子宮腔裡面會有一些傷口。如果進行性行為，感染機率較大；如果不戴保險套，感染機率就會更大。

## ✧ 酒精對身體機能的刺激

月經期間喝酒會對身體帶來多方面的負面影響。例如，酒精會擴張血管，增加血流，可能導致經血量增多，對經血量原本就較多的女性來說，會加重經期的困擾。酒精還可能刺激子宮收縮，進一步加重經痛。

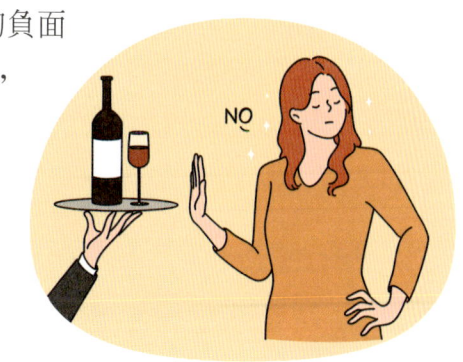

飲酒也會對心理造成負面影響。月經期間，荷爾蒙變化使得情緒容易不穩，而酒精會進一步加劇焦慮和情緒起伏。喝酒也會影響睡眠品質，容易導致淺眠，讓經期中的女性感到更加疲憊。

### ✧ 不當補品可能適得其反

不少女性會在經期進補以調理身體，但並非所有人都適合這樣做。某些補品具有活血作用，過度活血可能導致經血量增多，甚至延長出血時間，造成經期後經血滴答不止的現象。

月經期間，讓剝落的子宮內膜能順利排出很重要，過度補血也可能影響排血過程，導致排血不完全。對於患有子宮內膜異位症或慢性發炎體質的女性，這類補品可能加重病情，必須特別謹慎。然而，依據中醫學理，氣血虛弱或經血排出困難的女性，正確的進補可以促進經血順利排出。在此情況下，應尋求專業中醫師建議，準確考量個人的體質特點來選擇補品。

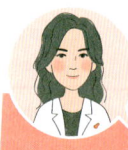

> **怡萱醫師**
>
> 有些人會自行認定月經量少是由於子宮虛寒所導致，因此特意進補溫熱性食物。然而，她的體質可能並非寒性，甚至可能是完全相反的體質。建議在食用補品前，先諮詢合格的中醫師進行評估。

### ✧ 真的不能吃冰？

「生理期能不能吃冰？」長久以來，這都是個備受爭議的問題。讓我們從西醫和中醫的角度來探討這個問題，並結合最新的醫學研究提供解答。

西醫長期認為，人類是恆溫動物，當冰冷食物進入消化道後，食物

的溫度很快就會被人體加熱，到胃部時已是正常體溫，所以理當不會對位於下腹的子宮產生過冷刺激，也就無從影響經痛或擾亂月經。

然而，2024 年初，一篇最新的實證研究論文帶來了新的見解[1]。這項研究將歐美及亞洲女性納入研究對象，結果顯示食用冰冷食物確實增加經痛的發生率。研究指出，當食用攝氏四度以下的冰冷食物時，經痛發生率顯著上升，且食用次數愈多，經痛的可能性愈大。

參與研究的學者推測，冰冷食物可能會影響組織的血液循環，導致血管收縮，也會刺激前列腺素的釋放，減少子宮血流供應，進而造成疼痛。然而，真正的原因與機轉，目前還無法得到確切的證實。

儘管冰冷食物引起經痛的具體機制尚未完全確立，但依據這項研究結果，**經期間減少或避免食用冰冷食品，確實是女性經期保養的考量之一。**

以中醫的角度來看，則明確不建議女性在經期食用冰冷食物。中醫觀點認為，經期是子宮內膜剝落並排出體外的過程，此時**子宮的氣血運行應該保持順暢，過冷的食物會阻礙子宮內膜的完全剝落**，結果導致經血排不乾淨。

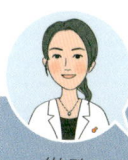

和蓁醫師：從臨床經驗來看，經期前或經期中食用冰冷食物的患者，可能會有經期延遲，經血不易順暢排出，甚至會出現經期滴滴答答、經血長時間未完全排出的情況。

中醫建議，**經期間容易有疼痛或不舒服的女性，在經期可酌量飲用生薑或黑糖泡的熱飲**，這類飲品具有「活血通路」的效果，能促進血液循環，減少經痛。

### 重點小筆記

關於生理期調養的傳統說法，經現代科學檢視，部分是屬訛誤，有些還是值得參考。值得參考的說法，例如關於吃冰、運動等廣泛流傳的建議，都應根據科學證據和個人體質的實際情況進行判斷，不必墨守成規。

# 第 7 章 如何安心、順利度過經期？

**Q** 什麼情況下的月經不適必須盡速就醫？哪些情況則不需要太焦慮？

> 我經常在月經期間感到腰痠腹脹，偶爾會經痛，有時候還會不明原因出血量暴增。這些不適症狀其實看起來都是小毛病，我擔心如果去就醫，會被認為小題大作。好想知道，什麼情況下，我該積極就醫？什麼情況下，可以忍一忍就好？除了就醫以外，還有什麼方式可以讓月經更順利呢？
>
> ——22 歲，怡芬

## 只是輕微困擾，忍一忍就好？

　　大多數女性在經期間會經歷不同程度的不適感，完全沒有任何不適的女性相對少見。不過，並非所有經期不適都代表有疾病，如腹瀉、腰痠等狀況。有些生理期的現象雖不符合常態，但也屬於個人的特殊規律性，並不一定代表有健康問題，例如穩定的兩三個月才來一次月經。

　　然而，也有一些看似不嚴重的生理期異常，背後可能意味著相當嚴重的疾病或健康風險，像是不正常出血。患者不應自行依照感覺判斷經期症狀的嚴重與否，更不因為能忍耐不適而忽視這些身體症狀，須由醫師進行評估來確認是否需要進行治療。

　　經痛雖是常見的經期不適症狀，但若疼痛劇烈到影響生活，可能與

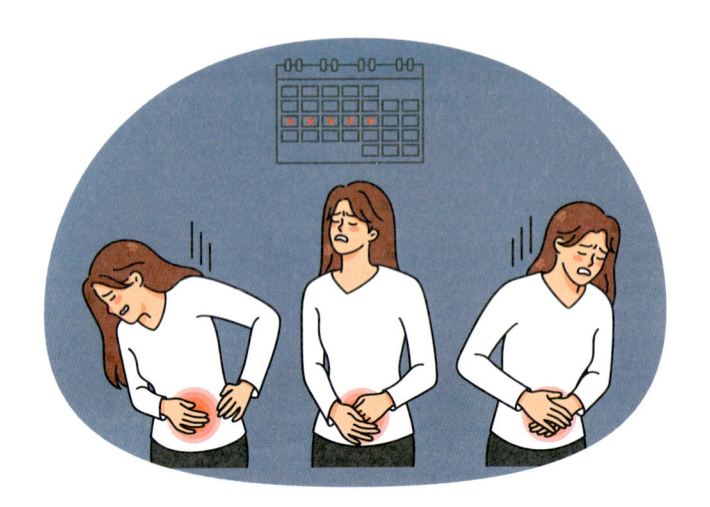

子宮肌腺症有關。有些女性認為，經血量多寡純屬於個人體質特性，但它也可能暗示發生了子宮肌腺症、子宮肌瘤、子宮內膜增生等婦科疾病問題。

也有些女性在月經遲遲不來時，會自行服用荷爾蒙藥物嘗試催經，發生出血現象後，就認為身體健康無虞。但是，這樣的行為可能掩蓋了真正病因，而且**不當使用荷爾蒙藥物，很可能帶來其他健康風險**。

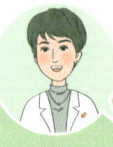

### 馨慧醫師

我遇過一位70多歲的患者，以為維持月經就可以維持青春。所以，她從更年期停經之後，就自行購買荷爾蒙服用長達30幾年。當我得知患者長年服用荷爾蒙藥物，而且沒有常規檢查之後，就建議她做詳細檢查，結果才發現她患有乳癌。所以，荷爾蒙治療一要遵照醫囑，千萬不可以自行購藥、服藥！

如果有生孕計畫，即使是一些看似輕微的經期異常，都應該及早就醫。例如，每次月經來潮都量少、顏色很深，雖然不會立即影響日常生

活,但是這種情況可能與內膜厚度不足有關。內膜是胚胎著床的重要環境,內膜過薄可能會導致懷孕困難。

對於沒有懷孕計畫、且月經問題沒有對日常生活造成明顯困擾的女性來說,可以選擇一些比較簡單以及自己能接受的簡單保健方法,來緩解不適,嘗試與不適共存。

## 中西醫雙管齊下,幫你月事更順利

當女性出現經期不適或異常情況時,首要步驟是及時就醫,進行詳細的檢查。通常這類症狀有兩種可能原因,分別是**器質性病變**與**非器質性病變**。在不同的情況下,中醫與西醫各有擅長之處。

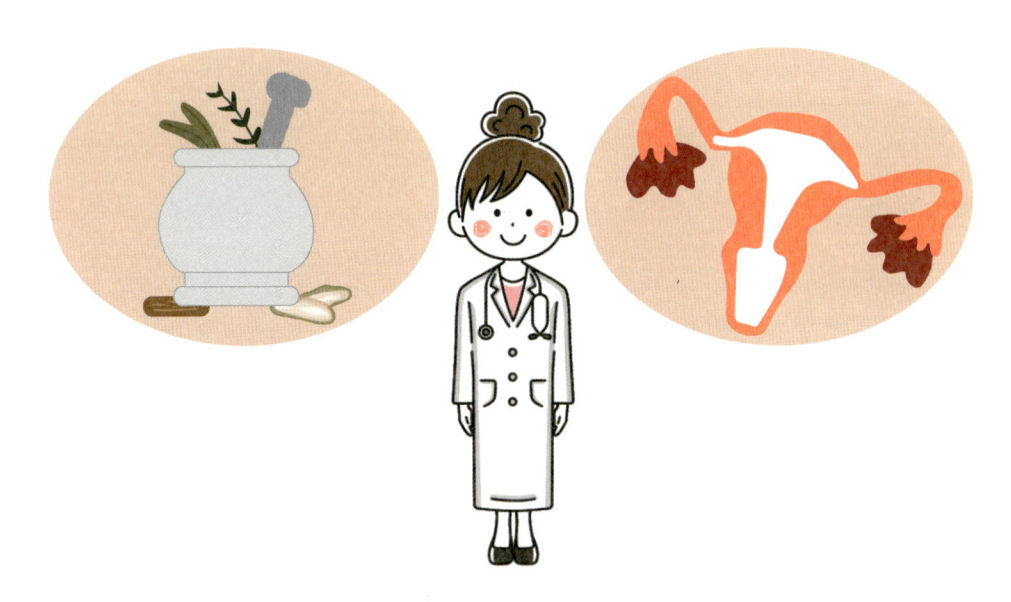

▲ 中西醫可各自發揮擅長之處,雙管齊下解決月經問題。

### ✧ 器質性病變

經期異常可能與多種病理性疾病有關，例如子宮內膜異位症、子宮肌瘤、卵巢囊腫、子宮內膜癌等器質性病變。這些疾病可能導致經痛、經血過多或經期延長等症狀。針對器質性病變，中西醫的醫療方式具有明顯互補效果。

西醫醫師會根據病變性質、嚴重程度及患者個體情況，規畫**手術、藥物、放化療等方式迅速介入，去除病灶**，迅速控制與改善病情；中醫則擅長**在未進行手術前改善症狀與病灶嚴重程度，也可加速術後恢復狀況，進一步降低復發率**。

例如，子宮內膜異位症患者在接受西醫的蜜蕊娜[*1]治療後，經常出現經血淋漓不止的情況，中醫可通過針灸或中藥調理，幫助患者恢復正常經期運行。不少患者在停用異位寧[*2]後，也會出現月經量忽多忽少或經期紊亂的現象，中醫能夠針對這些狀況進行個體化的調理，減少經期異常對患者生活的影響。

### ✧ 非器質性病變

若經期不適症狀非器質性病變所造成，西醫和中醫在處理方式上同樣各有優勢。西醫常**藉由藥物控制症狀**，如使用止痛藥、避孕藥，來快速緩解經痛或調節荷爾蒙，穩定月經週期。這類治療方式直接且效果顯著，適合急性發作的症狀處理。

中醫則強調「全人」調理，除了病變症狀，也重視患者的體質及整體健康狀況。在調理經期症狀時，中醫會根據患者全身五臟六腑的陰陽

---

[*1] 蜜蕊娜（Mirena），專業名稱為「左炔諾孕酮釋放宮內節育器」（levonorgestrel-releasing intrauterine system, LNG-IUS），可用來緩解子宮內膜異位症和子宮肌腺症所引起的經痛及經血過多。

[*2] 異位寧（Dienogest）是一種常用於治療子宮內膜異位症的口服藥物。

盛衰的具體情況，**通過針刺、艾灸、藥物等方式來緩解不適，並且逐步調理體質**，讓症狀日益減輕。

## ▶ 讓好習慣助妳一臂之力

不論是中醫還是西醫都強調：保持健康的生活習慣是預防疾病的核心。那麼，哪些好習慣有助於避免經期不適？

### ✦ 找到最適合自己的「注意事項」

坊間流傳著對經期女性的各種建議，然而這些建議不見得適用所有人。有些女性在經期洗頭或吃冰後，可能會感到經痛或經血量變少，而另一些女性則不受影響。有些女性在經期因為身體較為虛弱，需要臥床休息；其他人則在適度運動後，反而感到舒適與活力。這種差異反映每個人體質不同，難有一體適用的「注意事項」。

想了解個人體質，可以嘗試觀察自身對不同生活習慣的反應為何。例如，**攝取冰冷飲食或在經期間洗頭**，並記錄下這些嘗試對月經週期的影響，包括月經來潮時間、出血量、經期不適程度等。

要是發現特定因素會引起經期不適加重，或中止後症狀有所緩解，即可明確知道自己在經期間，不適合何種生活習慣。相反的，如果在經期持續某些行為（如適當運動或溫熱水洗頭），反而感覺舒適的話，則可以維持不變動，作為個人化的健康管理方式。

### ✦ 須避免的不良習慣

相對於那些因人而異的生活方式，以下這幾種習慣對女性的經期健康，普遍都會造成不良影響，應該盡量避免：

## 作息不正常

作息問題是導致經期失調的主要原因之一。日夜顛倒的生活方式會打亂生理時鐘，影響 HPO 軸的正常運作，導致經期不規則、經血量變化、經前不適加劇等症狀。

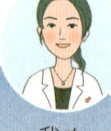

## 過度或快速減重

當卡路里攝入過少時，身體會進入「戰鬥狀態」，停止非必要的生理功能，首先受影響的即是生殖系統。在這種狀態下，有可能發生經血量過少，甚至停經。

> **和蓁醫師**
>
> 我有一位患者因進行節食減肥，在一個月內快速減重約六公斤，隨後月經停止。進行抽血檢查後發現，她的腦下垂體整個功能失調。當時我便特別叮囑她，減肥不能減得太快，否則可能會影響健康。

## 壓力過大

壓力會讓身體進入高度緊張狀態，進一步影響控制生殖功能的主要內分泌系統，導致機能運作不良。

## 不適當的飲食

缺乏蔬菜、過度攝取精製澱粉、醣類、高熱量食物等飲食方式，會影響整體健康，間接導致生理期不適。中醫長期以來觀察到，麻辣鍋和燉補類食品，可能使部分燥熱體質的女性經痛加劇。因此，即使想要進補，仍須依體質選擇涼補或溫補。

## 抽菸和飲酒

這兩項已被證實對所有人健康有害，本來就應該戒斷。尤其在經期時，身體比平常敏感，更應盡量避免，以減少不必要的負面影響。

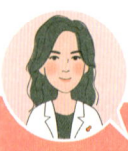

> **怡萱醫師**
>
> 建議不要吸菸，因為吸菸會直接損害生殖細胞，即使戒菸，過去已造成的損害也可能無法完全彌補。

## ✧ 有助經期順利的好習慣

相對於上述的不良習慣，以下是能讓經期較感舒適與健康有利的生活習慣：

**規律作息**

建議早睡早起，或至少保持固定的睡眠時間，幫助調節分泌，維持生殖系統的平衡。

**減少壓力**

保持心情輕鬆，適當放鬆，有助於維持內分泌平衡。

**均衡飲食**

建議採取地中海式飲食，每一餐都應該富含蔬菜、水果、堅果、全穀類及健康脂肪，提供充足營養的同時，避免對身體造成負擔。

**適度運動**

運動不僅增強體能，還能促進血液循環，改善情緒。像瑜伽、散步等活動，都有助於緩解經期不適，保持身心健康。

想維持月經順利，尋求中西醫正確的治療與日常保健缺一不可。良好的生活習慣是健康的基礎，能顯著緩解經期不適，但某些經期異常則可能預示著潛在的婦科疾病。

為了幫助女性及早察覺這些健康隱患，Part 2 將深入探討常見的婦科疾病，包括子宮內膜異位症、多囊性卵巢症候群、子宮肌瘤等，提供專業的診療建議，幫助妳及時應對潛在婦科問題。

### 重點小筆記

經期不適背後原因複雜。器質性疾病可以由西醫控制或去除病灶，中醫則在術後康復和預防復發方面，發揮輔助效果。非器質性經期不適，可藉由西醫藥物快速緩解，或尋求中醫調理體質以減輕症狀。

生活習慣對經期影響顯著，建議可規律作息，適度運動，均衡飲食並減少壓力。個人化的健康管理方法尤為重要，應依體質調整生活方式，減少不適來確保經期健康。

# Part 2

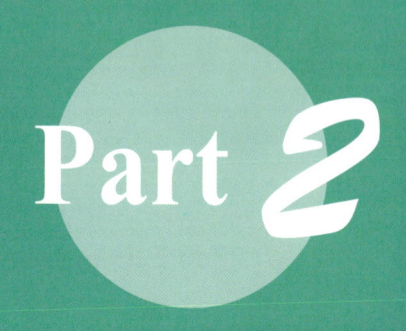

## 常見婦科疾病對懷孕的影響

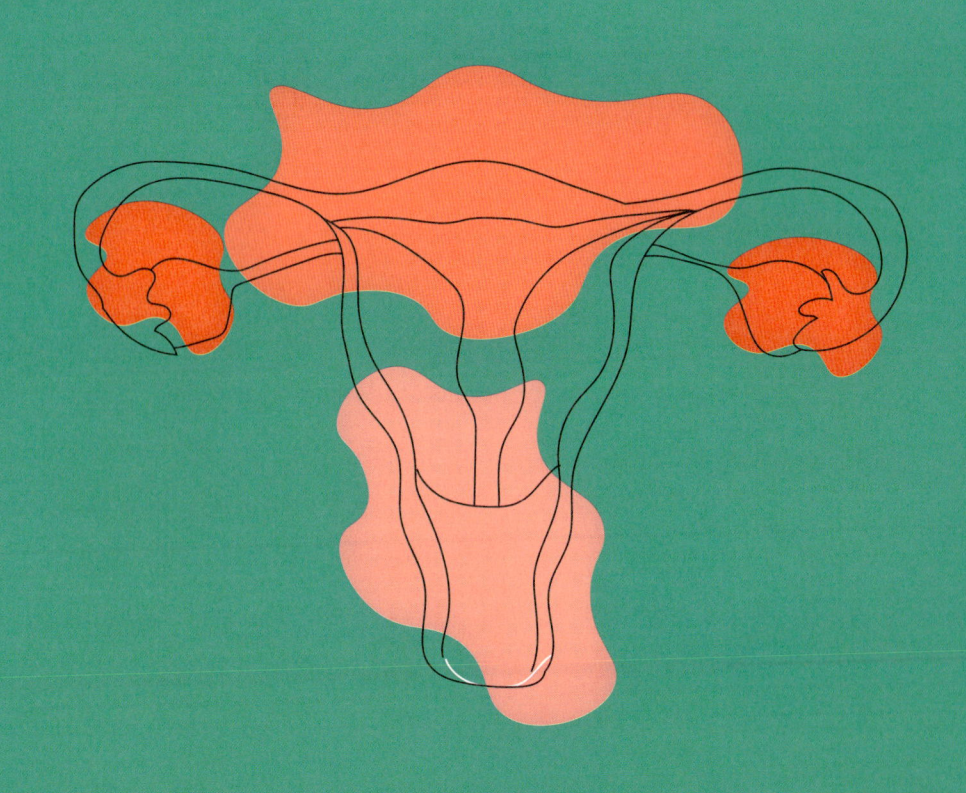

## 第 8 章 中西醫師劃重點
### ──了解婦科疾病，對症治療

**Q** 若婦科疾病造成經期不適、經血量不正常，很嚴重嗎？是否會影響懷孕？

　　因為嚴重經痛，經血的量大到嚇人，所以我近來常常在網路聊天室爬文，看別人的經驗與醫療方法。對照病友的就醫經驗，我可能是子宮內膜異位，但好像也可能是子宮肌腺症或是子宮肌瘤……實在難以判斷。它們到底有什麼不一樣？

　　有人說，這些症狀只要懷孕就會自己好了。這樣說來，我是否不需要擔心？也有人說，要開刀才能解決問題。天哪，有這麼嚴重嗎？但也有人說，開刀會影響懷孕。所以，我應該要調理身體，就可以根除病症或獲得改善。看來這個方法最好，對吧？

——**25 歲，菀兒**

### 為什麼女性需要了解婦科疾病？

　　在 Part 1，大家應該有了系統性的概念，為何月經會造成各種身心的不適。此外，我們也說明了怎麼判斷何時應該尋求醫師的協助，才能更順利的度過經期，確保經期的健康。許多月經不適並非是一時的突發症狀，它可能是婦科疾病的徵兆，盡快就醫獲得精確的診斷與治療，真的很重要。

　　在 Part 2，我們將會談到最常見的婦科疾病，一起了解這些疾病的症狀、成因，以及有哪些醫療方式可以選擇。

也許有讀者會困惑：「我們需要了解這些疾病嗎？這些關於疾病的知識，不是醫師懂就好了嗎？或者等到有症狀的時候，我再上網去查就可以。何必現在看這本書？」

事實上，多年的臨床執業經驗告訴我們，若患者能對婦科疾病具有基礎理解，無論是及早正確就醫，或者在提高醫療成效方面，幫助都非常大。

## 對症狀有所警覺，提高對疾病的敏感度

許多女性選擇迴避正面認識和直接討論婦科疾病。不過，若缺乏正確認識，當患者出現疾病症狀，很可能意識不到自己有必要就醫；要是加上抱持著錯誤觀念，患者即使有意識到自己已經罹患婦科疾病，也可能拖延就醫，或做出錯誤的醫療選擇。

對患者而言，延誤就醫可能使病情惡化，造成後續治療的難度提升。相反的，提早就醫進行診斷，就更有可能及時發現潛在健康風險，

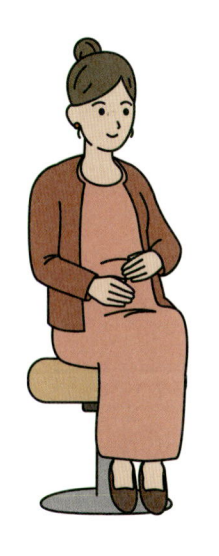

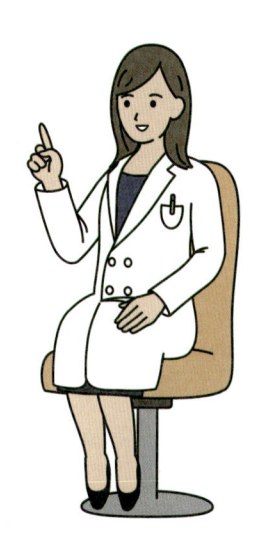

並透過早期處理將傷害降到最低。

比方說，子宮內膜癌（endometrial cancer）若在早期階段發現，或許可在藥物治療及手術之後，並且在密切追蹤的情況下，可以等患者完成生孕計畫再切除子宮。早期患者手術後的放療、化療，劑量也可以比晚期患者少。這麼一來，無論生活品質和預後，都能得到顯著提升。

相對於拖延至病情嚴重、急症時才就醫，提早就醫能讓**醫師有充足的時間進行深入檢查和精準評估**，也才有餘裕與患者進行密切討論，**根據其特定需求制定個別化方案**。例如，同樣是子宮的手術，針對有生孕計畫的患者，審慎周全評估後的治療方案，往往比倉促之下執行的手術，可以更高程度兼顧治療成效和未來生孕能力。因此，能深入了解這些疾病的成因、常見症狀和其潛在健康風險，會有助於我們建立警覺意識，把握就醫時機，可說是極為重要。

> 和蓁醫師
>
> 曾有一個月經淋漓不盡的患者來求診，我嘗試幫她調經收血，但無見效，於是轉診請婦產科醫師進一步做檢查。後來，她很快就被確診為子宮內膜癌一期。隨後先經荷爾蒙治療癌症病灶，再配合生殖醫學，該名患者在生下女兒之後，回到醫院做子宮切除。雖然治療路漫長波折，但也因為早期發現，不僅完成了生孕計畫，也好好治療了子宮內膜癌。

## 及早正確就醫，確保最佳醫療成效

若對婦科疾病採取拖延態度，在病情加重時才不得不緊急就醫，此時不僅治療成效可能較差，還會造成患者更嚴重的不適。

以卵巢漿液性囊腫為例，若是放著不管它，囊腫有可能會愈來愈

大，大到有一天突然破裂或扭轉而引起腹痛，那就需要緊急手術了。通常在緊急手術的情況下，許多環節都無法確保是最佳狀態。比方說，急救醫師可能對患者的詳細病史不熟悉，來不及進行全面檢查，有時甚至無法確保最佳的藥物、器械和專業人員，都能全數配合。這種情況下進行手術，往往難以對病灶做最精細的處理，特別是在出血影響視野時，更增加了手術的挑戰性。

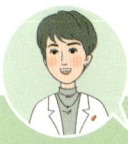

**馨慧醫師**

我曾遇過一位患者，卵巢上長了20多公分大的囊腫。但由於她及早就醫，手術前有充分時間進行規畫，包括評估如何盡可能保留她的卵巢功能，確認手術的精細步驟以提升手術順利度，並將對卵巢的傷害降到最低。我在動手術時不禁為她感到幸運，因為如果她是由於囊腫破裂而必須進行緊急手術，情況將會嚴重得多。

## 網路上有大量醫療資訊，對患者是利、還是弊？

在現今資訊爆炸的時代，許多人在面對健康問題時，習慣上網查找相關資料，甚至期望藉此取代專業的醫療診斷和治療。然而，這種作法在婦科疾病等複雜健康問題上，往往存在風險，不僅可能延誤治療，還容易引發錯誤的期待與判斷。最常見的問題如下：

### ✧ 個人經驗僅適用當事人情境，但經常被錯誤套用

現在許多論壇讓網友可以交流自身經驗，包括醫療經驗。有時候，一些網友讀到相關經驗後，會片面、武斷的套用在自己身上。例如，某個網友出現「經血過多」的症狀，而此症狀的背後原因是黏膜下肌瘤，

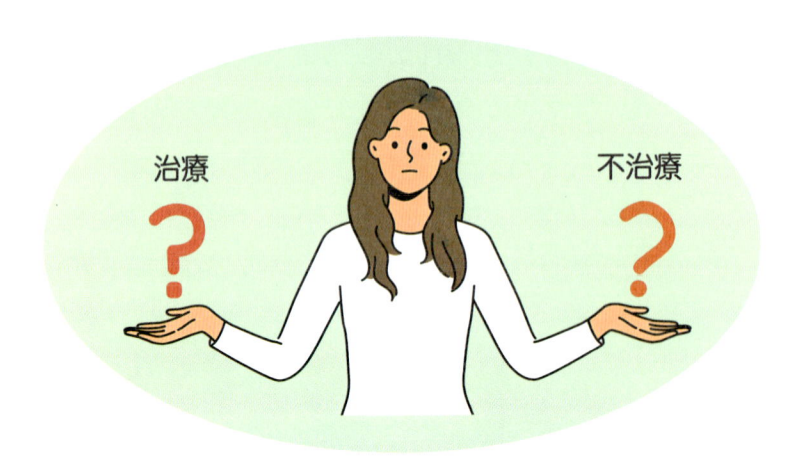

她可能並不需要進行積極治療。但同樣是「經血過多」，另一位患者是由子宮內膜增生引發，不就醫治療很有可能會惡化。

事實上，同樣是「經血過多」，可能病因包括黏膜下肌瘤、子宮肌腺症、子宮內膜增生等。要精準診斷疾病，須仰賴有詳細的病史、影像學檢查、血液生化指數分析等各項資料，並由醫師基於所有資訊來評估判斷。在婦科領域，許多症狀與疾病都是如此。

醫療上，**所有經驗都僅適用於當事人的特殊情境**，若盲目將他人經驗套用於自身，甚至據此來做醫療決定，例如購買成藥、使用偏方等，很可能延誤正確的治療，甚至造成病情惡化，反而後悔莫及。

### ✧ 多有不實廣告、誤導訊息，甚至是詐騙

除了善意分享個人經驗的內容外，網路上也有不少抱持營利目的，甚至詐騙意圖的資訊。有些商家可能誇大藥品或是營養品的效益；有些商家所販售的成藥、補品，甚至可能對健康有潛在危害。一般民眾若不具備正確的基礎觀念，很可能花了大錢，卻未增進健康，反而損害身體。

### ◇ 簡化的醫學資訊，容易讓患者低估病情與療程複雜度

即使網路上查閱疾病的資訊，是由權威機構或健康類型新聞媒體所提供，但內容有時只提供簡單的症狀舉例和治療概述。其中扼要、簡化的描述，可能讓患者低估了每個人體質的不同，以及治療的複雜度。

例如，當患者在網路上看到某種病有相應的治療藥物，就預期僅需要把藥吃完，症狀就應該會消失；而當患者服藥後，病情不僅沒有快速好轉，甚至出現變化時，她們可能質疑醫師或是放棄正規醫療——這對於患者的診療與康復很可能造成負面影響。

不論是參考他人經驗，或者對疾病與相關醫療有基本理解，網路大量、容易取得的資訊，對民眾來說當然是有益的。但自行搜尋資料的重要前提是，**患者要能具備正確的醫療觀念，並且有充分的警覺性，當症狀出現時能主動就診**，這才是真正對健康有益的關鍵！

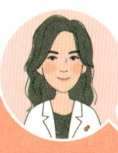

**怡萱醫師**

很多不孕症的患者，都能在網路上找相關主題群組，大家互相取暖，分享自己得知的資訊，這同樣是有益的。門診時，患者有時候會主動分享她們在網路上看到的資訊，若我發現其中有問題，也會跟患者說明正確的觀念，協助她們進行判斷。

## 揭開婦科疾病的神祕面紗，掌握健康主動權

由於婦科疾病的早期發現與正確就醫如此重要，也因網路上良莠不齊的資訊經常誤導患者，在 Part 2 的章節中，我們將詳細解析多種婦科疾病，幫助讀者無論在就醫時機或就診選擇上，都能做出更精準的判斷。

若有生孕計畫，了解婦科疾病更加重要，因為許多婦科疾病若未及早妥善治療，可能對生孕功能有不利影響。接下來將介紹的常見婦科疾病包括：

### 子宮相關病症

子宮肌瘤、子宮息肉、子宮腔沾黏、子宮內膜異位症、子宮內膜增生等，這些子宮疾病都可能影響受孕的機會，也常造成不適與困擾。

### 卵巢相關病症

卵巢囊腫、卵巢早衰、多囊性卵巢症候群等，這些卵巢功能失調的病症會破壞內分泌平衡，影響排卵規律，進而影響懷孕機率。

### 常見婦科癌症

子宮內膜癌、卵巢癌等，這些癌症若不及早發現與治療，不但嚴重破壞生孕能力，甚至可能危及生命。

**重點小筆記**

婦科健康不僅影響女性的生活品質，也關係到生孕計畫。透過正確了解疾病成因、發展及治療方法，能提高女性在面對疾病時的警覺，減輕恐慌，也能培養正確的就醫觀念，幫助患者做出合適的醫療決策。

網路資訊固然能作為參考，但絕非醫師診斷的替代品。面對婦科疾病或任何健康問題，應該以專業的醫療診斷為首要選擇，避免因為自行診斷而造成病情誤判與延誤最佳治療時機。

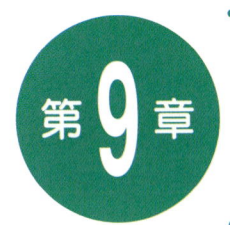

## 第 9 章 它們其實同屬一家！
### ──子宮內膜異位症、巧克力囊腫、子宮肌腺症

**Q** 子宮內膜異位症和巧克力囊腫有什麼關聯？手術治療有用嗎？

嚴重經痛讓我非常困擾，每次都要吃止痛藥，請假休息。有時候，我甚至連腰和背都會痛。由於實在痛到受不了，就去診所檢查，醫師診斷為子宮內膜異位症。因為不放心，我又去了大醫院檢查。這次醫師說我不僅有子宮內膜異位症，還有巧克力囊腫。囊腫不就是身體有腫塊嗎？這讓我覺得很害怕。

另外，由於我的巧克力囊腫蠻大的，已接近四公分左右，醫師建議必要時要考慮進行手術治療，避免日後有破裂風險。可是，我才20歲，真的就要動手術嗎？醫師說巧克力囊腫長在卵巢內，如果要動手術，是不是會切除卵巢？那我以後就無法懷孕了？吃藥真的無法治療嗎？

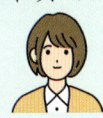

──20歲，美幸

### 經痛到影響生活？可能是子宮內膜異位症在作祟

臨床上，若患者出現劇烈經痛，經血量過多，婦科醫師可能會懷疑是「子宮內膜異位症」（endometriosis）在作祟。然而，子宮內膜異位症的症狀多樣化，有部分患者毫無不適，有些嚴重到因為經血太多導致嚴重貧血，部分患者還會出現經期延長、腹瀉等症狀。臨床上經常見到很多患者，隨著年齡增長，症狀也逐漸加劇，一直到停經後才緩解。

### ◇ 子宮內膜異位症

什麼是「子宮內膜異位症」呢？它是指原本應該生長在子宮內的內膜組織，在子宮內膜之外的其他地方生長。這些異位的內膜組織會隨著月經週期而增生、出血，但因為它們不在子宮內，這些組織剝落的細胞與血液無法正常排出體外，反而會刺激周圍組織，引起發炎反應、沾黏，造成疼痛。常見的發生位置包括輸卵管、卵巢、子宮肌層、骨盆腔和腹膜，有時候甚至可能出現在腸道、膀胱等部位；在肺部、眼睛等部位發生則更為罕見，但都有被報導過。

### ◇ 巧克力囊腫

當內膜組織異位生長在卵巢中時，就是大家常聽到的「巧克力囊腫」。為何和巧克力有關係？因為患者卵巢內的異位內膜組織會在經期發生出血，卻又無法排出體外，導致經血在卵巢中逐漸積累。長期下來，這些積聚的血液會轉變為深褐色，質地變得黏稠如糊狀，看起來就像巧克力，故得名「巧克力囊腫」。

### ◇ 子宮肌腺症

若子宮內膜異位組織長在子宮肌肉層中，就叫做「子宮肌腺症」。比較常見的形態是異位內膜組織散布在子宮肌肉層，隨著月經週期的變化，這些異位內膜組織在肌肉層中引發出血和發炎，會導致子宮均勻的腫脹增大。另一種形態，是異位組織聚集成類似腫瘤的結構，又可稱為「子宮肌腺瘤」，在超音波下看起來會和子宮肌瘤極為相似，無法完全區分。

**骨盆子宮內膜異位症**

可能位於骨盆腔任何位置並造成相關症狀

**巧克力囊腫**

子宮內膜長到卵巢上

**子宮肌腺症**

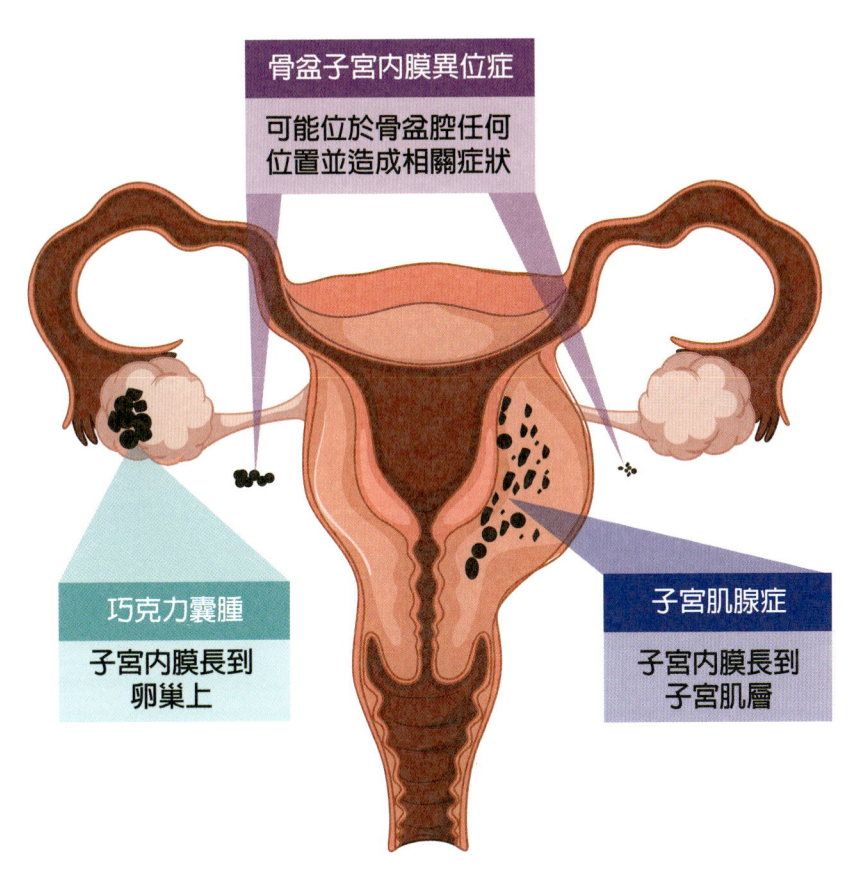

子宮內膜長到子宮肌層

▲ 子宮內膜異位症。

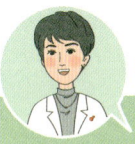

**馨慧醫師**

　　婦科醫學界有個流傳多年的講法：肌瘤就像是稀飯裡面有一顆貢丸，子宮肌腺症是稀飯裡面摻著肉鬆。把貢丸挑出來是比較容易的，但若要把肉鬆從稀飯裡挑乾淨，這就很難了。這也是為什麼，一般來說，子宮肌腺症很難以手術方式根治。

## 現代醫學如何解釋子宮內膜異位症？

子宮內膜組織為何會出現在子宮以外的部位？雖然子宮內膜異位症是婦科常見疾病，但它的發生機制目前尚無權威解釋。臨床觀察與研究提出了數種假設性理論，都有可以解釋以及無法解釋的現象。

**「經血逆流」是最早被提出的理論之一**。這個理論認為，月經期間，因為子宮肌肉收縮擠壓，造成部分經血逆流至輸卵管，再進入腹腔；而子宮內膜細胞隨著經血流至腹腔中的其他部位附著並生長。

經血逆流理論能解釋大部分的子宮內膜異位症，但也有其限制。在少數的個案中，子宮內膜異位症發生在經血逆流絕對無法波及的區域，例如：肺臟、腦部。而且，並非所有經歷經血逆流的女性，都會發展成子宮內膜異位症。也就是說，經血逆流理論無法完全解釋個體差異，為何某些人會發病，某些人則不會，或者為何異位組織會選擇性的出現在某些部位，而非其他區域。

另一種比較可以確認的成因則是手術。**在涉及子宮內膜的手術過程中，手術器械將內膜細胞帶到身體其他部位**。這可以解釋為什麼在不少剖腹產的個案中，產婦腹部疤痕周圍生成子宮內膜異位組織或腫瘤；以及有些巧克力囊腫手術個案，也在手術疤痕處出現類似的後遺症。

儘管上述理論有助於理解子宮內膜異位症的可能成因，但目前仍未有一種假設能夠全面解釋其病理機制。臨床上通常將子宮內膜異位症視為多因素影響下的疾病，包括基因、免疫系統異常等因素。

## 傳統中醫對子宮內膜異位症的看法

從中醫的觀點來看，雖然古籍中並沒有「子宮內膜異位症」這個病

名，但相關病因病機、診斷等論述散見於「痛經」、「無子」、「癥瘕」、「月經」。例如古代醫藥經典中寫到「加之風戾，令腰痛不可俛仰，附內裡、及骨痛背脊痛深達腰部」。* 現代中醫學者認爲，這與現今醫學所描述的「子宮內膜異位症」部分症狀特點相似。

在中醫觀點中，異位的子宮內膜爲離經之血，屬「瘀血」的範疇；以腎虛爲本，氣滯、血瘀、痰瘀濕熱爲標。診斷時，在瘀血的基礎上，再依個人體質虛實寒熱，分爲氣滯血瘀、寒濕凝滯、氣血虛弱、濕熱蘊結等證型。

儘管中西醫對病理機制的理解不同，但兩種不同的視角與思維方式，可以互相補充與合作，帶給患者更多元的醫療選擇，甚至相互合作的醫療方案。

## 子宮內膜異位症對生孕功能的多層次影響

由於異位的內膜組織可能分布於身體的不同位置，對生孕功能會造成不同程度的影響。

### 卵巢（巧克力囊腫）

當子宮內膜組織異位生長至卵巢，會形成「巧克力囊腫」；囊腫內的積血造成長期發炎，可能損害卵巢的功能，導致卵子品質下降，卵巢儲備量減少。此外，受到發炎影響，可能導致同側卵子品質較差，降低受孕機率。未經治療的巧克力囊腫還可能發生囊腫破裂或惡性病變，如形成癌症。

---

\* 出自《證治準繩》。

### 子宮肌肉層（子宮肌腺症）

當異位的內膜組織侵入子宮肌肉層，會改變子宮環境，影響肌肉層彈性，導致肌肉層容易過度收縮。這些變化可能降低內膜與胚胎的相容性，造成著床困難，增加懷孕期間流產或早產的風險。

### 輸卵管

當內膜異位出現在輸卵管，經常會引發沾黏，造成輸卵管部分或完全阻塞，阻礙受精卵通過，使自然懷孕變得困難。此外，輸卵管部分閉塞增加了受精卵在輸卵管內著床的機率，使子宮外孕風險上升。

### 骨盆腔

異位的子宮內膜組織如果生長於骨盆腔，會引發沾黏。這些沾黏有可能擴展至輸卵管遠端，進一步阻塞輸卵管，增加不孕風險。

### 其他部位

雖然較少見，但異位內膜組織偶爾會生長於腹腔之外。這些部位的病灶可能對患者帶來不適，但通常對生孕影響不大。

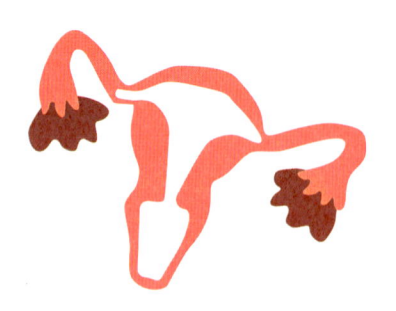

除了對生孕有所影響外，子宮內膜異位症還可能帶來其他健康風險。例如，巧克力囊腫有囊腫破裂或惡性病變的風險；子宮內膜異位症引發的慢性發炎反應和沾黏，會導致慢性骨盆疼痛，這些皆會對日常生活造成影響。

## 從荷爾蒙療法到氣血疏通，中西醫的療法各有所長

子宮內膜異位症對患者的生孕能力與整體健康，都可能造成重大的危害。中醫與西醫各有什麼樣的醫療方案？

### ◇ 西醫：以內科保守治療方式為主

傳統上，西醫的治療方式以手術切除病灶為主。但因內膜組織位置不定且分散，可能隱藏於深層組織，有些病灶又過於微小而難以全部發現，所以手術往往無法完全清除所有病灶。此外，有研究指出，特別是生長在卵巢的子宮內膜異位症（巧克力囊腫），在開刀五年內的復發率可能超過 50%。[2] 若只要復發就動手術，許多患者的身體無法負荷，開刀本身造成的沾黏也不利於術後的生活品質。

由於手術難以澈底解決此症的根本問題，因此現代醫學對於子宮內膜異位症的治療策略，已逐漸轉向以內科保守療法為優先，**透過藥物調控病情進展，緩解症狀或預防復發**。例如，異位寧可抑制子宮內膜異位細胞的生長，並改善經痛症狀。

當患者因子宮內膜異位症需要進行手術治療時，考量到該疾病可能影響生孕能力，通常建議與生殖科醫師共同評估，制定個體化的診療計畫。生殖科醫師能提供專業建議，幫助患者在手術過程中最大程度保留

卵巢功能及生孕能力，或根據患者的病情和需求，提供適合的輔助生殖技術選項。

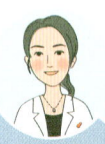

> **和萱醫師**
>
> 子宮內膜異位症或巧克力囊腫患者若有生孕計畫，且情況很嚴重必須開刀，我一定會請患者諮詢生殖科醫師，來協助診斷。我遇到太多個患者開完刀，生孕功能大幅降低。

### ✧ 中醫：強調緩解症狀，減輕不適

中醫治療子宮內膜異位症的原則，依據懷孕需求，有不同的主次考量來個別化治療方案。想要生孕者，優先以排卵懷孕為主，化瘀減痛為次；不要求生孕者，重在消癥止痛，減輕不適，縮小病灶。

治療過程中，中醫強調以患者的具體體質和病症特性為基礎，進行個體化的辨證施治。例如，對於寒濕型卵巢巧克力囊腫患者，通常以「脾腎陽虛」為切入點，採用補脾益腎、溫陽化瘀的方法來調理體質，幫助患者緩解病況。

此外，子宮內膜異位症的病灶雖然並非惡性組織，但具有與癌症相似的發展模式，具癌症的局部侵襲及遠處播散的傾向。針對此特性，**中醫治療會搭配使用具有抑制病灶擴散的中藥**，如白花蛇舌草、夏枯草及半枝蓮等，以減緩病灶進展，穩定病情。

中醫治療不僅著眼於局部病灶，更注重全身功能的恢復與調整。整體而言，緩解症狀約需一至三個月；若要異位消除，需要半年左右的治療，視病況嚴重程度有所差異。而治療效果通常取決於病灶的範圍，以及病情發展的階段。對於病灶範圍較小、且病情尚處於早期的患者，中

醫治療可能具有較高的有效性，能顯著緩解經痛程度或縮小病灶，來提高生活品質。相對而言，當病灶範圍較廣或病情已經持續較長時間，建議中西醫合併治療。

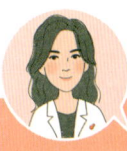

> **怡萱醫師**
>
> 不管是中醫或西醫，對於子宮內膜異位症的實質病變都很難完全化解。如果服用來路不明的中藥，特別是裡面還含有一些雌激素的藥物，反而會讓病情更嚴重。建議想採取中醫療法的患者，須慎選有執照的合格中醫師。

## 巧克力囊腫與子宮肌腺症的應用性醫療建議

巧克力囊腫與子宮肌腺症為子宮內膜異位症的兩種子類型，由於病灶損及卵巢與子宮肌肉層，對患者生孕能力造成直接影響。此兩種病症在治療時也須根據病情嚴重程度與生孕需求，進行個別化規畫。對於有生孕計畫的女性而言，須優先考量保留生殖功能。

### ✧ 巧克力囊腫治療：務必納入生孕考量

手術是治療巧克力囊腫的重要手段，**尤其當囊腫大於四公分或已影響卵巢功能時，通常建議進行手術**。但手術可能會傷害到卵巢的生殖細胞，因此巧克力囊腫的手術，往往需要與生孕計畫合併考量。

對於有生孕規畫的患者，**如果囊腫較小，可嘗試積極懷孕**，因懷孕期間卵巢會暫停排卵，囊腫可能萎縮，讓病況減緩。若需要手術，通常也會建議在術後立即開始生孕規畫，因為懷孕也可以大幅減低巧克力囊腫的復發機率。

對於暫無生孕計畫的患者，有進行巧克力囊腫手術的必要時，**為預防手術後生孕能力受損，可考慮選擇凍卵**。在手術後，則經常需要採用藥物治療，例如服用異位寧或打停經針控制病情，以減少復發風險。

### ✧ 子宮肌腺症治療：難以根治，手術一定要謹慎！

對於子宮肌腺症的治療，醫學上傾向採取非手術的方式，因為子宮肌腺症病灶散布於子宮肌肉層，手術難以澈底清除。除非患者有嚴重症狀，例如無法忍受的經痛或經血量過多導致嚴重貧血等，否則**一般會優先選擇保守治療，以口服藥、打針或者是使用含藥避孕器（例如蜜蕊娜）為主。**

要是保守治療無效、且症狀顯著影響生活品質時，手術可成為考慮選項。**子宮肌腺症手術主要為「減積手術」，盡可能清除病灶或縮小病灶體積，但無法完全清除病灶組織。**

經血量很大而導致貧血症狀嚴重者，「內膜燒灼術」是一個選項，但此術式傷害子宮內膜程度較大，不建議有生孕計畫者採用。近年來，也有醫師改以海扶刀（HIFU，聚焦超音波）與微波治療，但對於有生孕計畫的患者，不孕科醫師通常也不建議採用這些治療方式，因為這些方式對子宮環境的影響，仍需要進一步研究。

對於子宮肌腺症的治療，**手術通常僅能暫時改善不適症狀，無法根治**。而且，婦科醫師以手術切除病灶時，可能因破壞子宮而影響到生孕功能。患者確認進行手術前，須根據自身生孕規畫與健康狀況與醫師充分討論，再選擇進行的手術方式。

**重點小筆記**

　　子宮內膜異位症是一種複雜且多樣化的疾病。由於其病灶分散，即使手術開刀也無法盡除，而且容易復發。其中，巧克力囊腫和子宮肌腺症因子宮內膜異位位置分別於卵巢和子宮肌層，手術治療難免影響生孕能力，選擇治療方案時一定要特別謹慎留意。

　　整體而言，目前醫界對於子宮內膜異位症的醫療趨勢傾向保守療法為主；若情狀嚴重至必須開刀手術，一定要請醫師考量患者未來生孕計畫，並且針對治療方式充分討論。

# 第 10 章 這些症狀原來彼此相關！
## ——多囊性卵巢的生理影響與治療

> **Q** 多囊性卵巢症候群會有哪些症狀？患者是否依然能夠自然懷孕？

結婚三年來，我都有想要生小孩，卻一直沒結果。我想，這和近年來經期不規則有關。尤其是近一年內，我的月經週期更加不穩定，甚至延長至兩三個月才來一次。難道我才 30 出頭就更年期了嗎？

日前，我到婦產科就診。醫師檢查之後告知，我患有「多囊性卵巢症候群」。而且，這可能就是我較難自然懷孕的原因之一。為什麼我身體裡有多囊呢？聽起來好嚴重。我會好嗎？我能懷孕嗎？

——32 歲，阿寶

## 📖 理解多囊性卵巢的方方面面

多囊性卵巢症候群（polycystic ovary syndrome, PCOS）是女性常見的內分泌異常症候群之一。**PCOS 並非單一疾病，而是一種症候群，即多種症狀的組合。**診斷 PCOS 通常依據鹿特丹診斷標準（Rotterdam diagnostic criteria）的三個病徵，患者若符合其中任意兩項，即可被診斷為 PCOS。

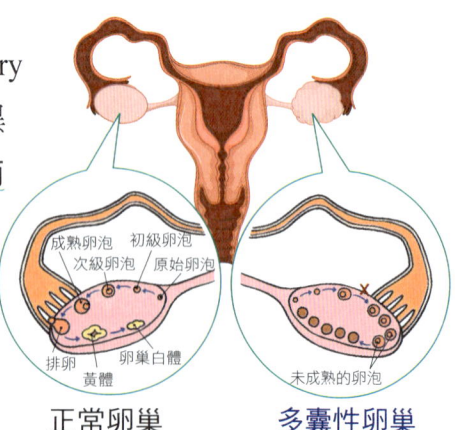

正常卵巢　　多囊性卵巢

▲ 多囊性卵巢症候群。

鹿特丹診斷標準的三種病徵包括：

① **排卵功能異常**：排卵不規則、少排卵或無排卵，通常表現為月經不規則，週期拉長，甚至繼發性無月經。

② **雄激素過多**：PCOS的病理特徵包括卵巢顆粒細胞或腎上腺分泌過量雄激素，導致雄激素在體內濃度升高，進而干擾HPO軸的調控機制，阻礙正常的排卵過程。在外觀上導致出現長痘、脫髮、體毛增多等情形。除了觀察外觀，也需要透過血液檢查確認。

③ **卵巢內存在多個小卵泡**：健康女性的月經週期通常由單個卵泡逐漸發育並釋放成熟卵子，而PCOS患者的卵巢中常見多個小卵泡，卻停滯於早期發育階段，無法進一步成熟或正常排卵。醫師通常使用超音波檢查觀察卵巢大小及多囊變化（如小卵泡呈「珍珠項鍊」樣排列），以輔助診斷。

PCOS是一種異質性極高的症候群，不同患者之間的症狀表現可能截然不同。例如，有些患者的主要表現是慢性不排卵，可能因月經不規則或懷孕困難而就醫；另一些患者則主要表現為雄激素過多的症狀，例如痘痘、體毛較多等；部分患者則有肥胖的問題，原因是過多的雄激素會降低細胞對胰島素的敏感性，因而加重胰島素阻抗，造成肥胖問題。

PCOS的確切病因尚未完全明瞭，**但一般被認為是多因性疾病，由基因與環境因素的交互作用所致**。病理機制包括HPO軸功能失調，導致卵巢過度生成雄激素。遺傳因素也被認為會導致PCOS，且具有多基因遺傳特性。

從中醫的觀點來看，多囊性卵巢症候群通常與腎、肝、脾等臟腑功能失調有關，體內容易累積痰濕和瘀血。這些不僅是結果，同時也是持續影響身體的因素，讓整個狀態陷入惡性循環，並且症狀多樣化。

臨床上，許多患者因為腎氣虛弱，體內陽火過旺，導致代謝異常，而這股陽火多來自心肝鬱火，因此容易出現多毛、痘痘、皮脂分泌旺盛等狀況。如果陰虛長期未改善，還可能進一步影響陽氣，使脾腎虛弱、肝氣鬱結，讓代謝異常與內分泌失調的情況更加嚴重。

　　不過，PCOS 與內分泌失調密切相關，因此只要能打破這個惡性循環的關鍵環節，例如調整作息，改善飲食，適量運動，來幫助內分泌恢復平衡，PCOS 比其他導致不孕的婦科問題，更有機會獲得改善，甚至治癒。

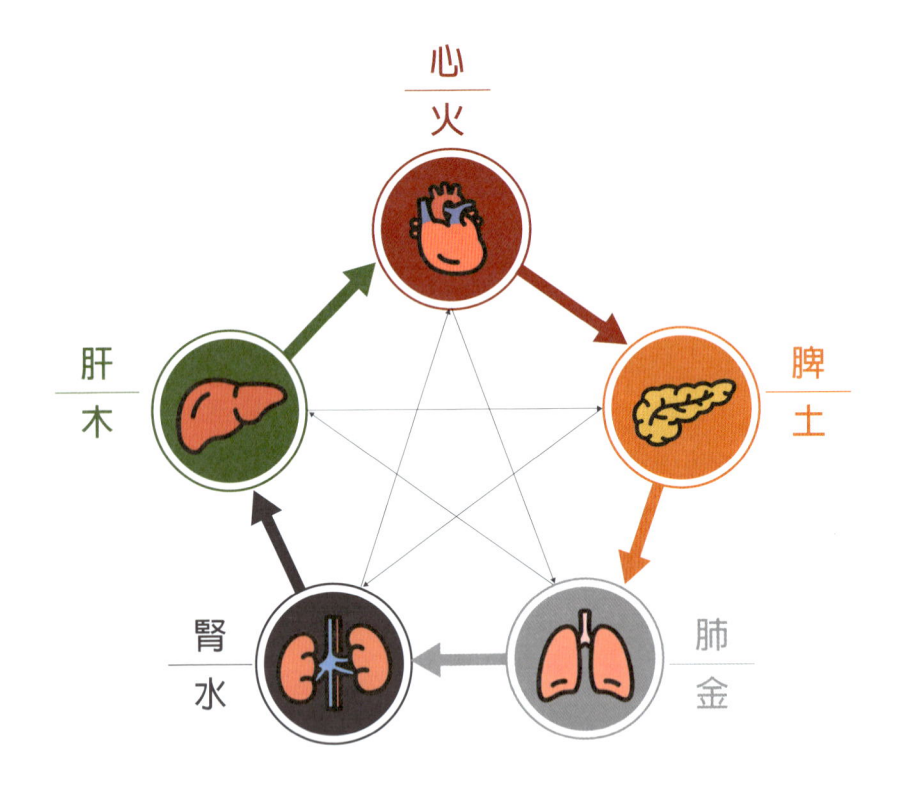

▲ 中醫觀點認為，五臟分別與五行相對，具相生、相剋關係。

## 多囊性卵巢患者的多重健康挑戰

多囊性卵巢症候群對女性的生孕和整體健康,有哪些影響呢?首先,PCOS 患者排卵頻率降低,嚴重者甚至無法排卵,導致受孕困難。這是因為患者的卵泡不易成熟,排卵頻率低,也有醫師以「卵子品質較差」來形容此情形。即使患者成功排卵,卵子成功受精的機率也較低。因排卵障礙導致的子宮內膜健康問題,也使得患者罹患子宮內膜癌風險約為一般人的 2.7～5 倍[3]。

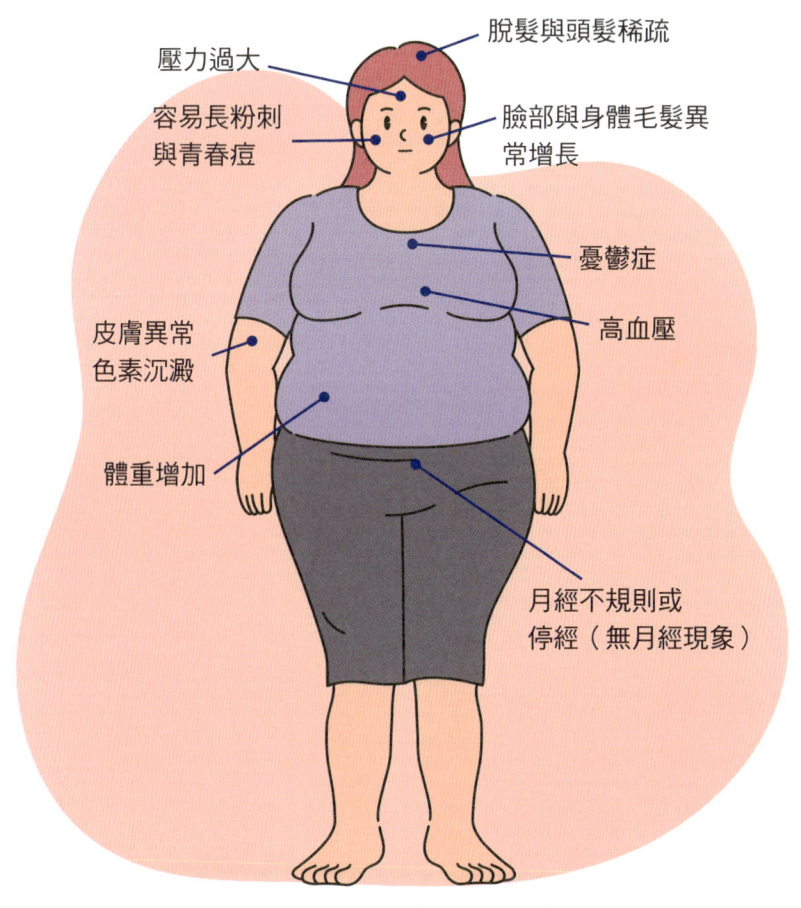

▲ 多囊性卵巢對女性健康有多重影響。

多囊性卵巢症候群的影響並不僅限於生孕機能，還涉及多方面健康問題。部分患者因雄激素過多，除了體毛偏多，容易長痘痘以外，也會導致嚴重脫髮，甚至禿頭的情況。這些都會影響患者的生活與心情。

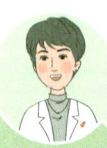

> **馨慧醫師**
>
> 我有一位從皮膚科轉來的患者，她的主要困擾是有禿頭的問題，並沒有其他多囊性卵巢症候群普遍的外顯徵狀。經皮膚科醫師治療後未見效果，才轉來婦產科。抽血結果發現，她的確雄性素過高，便重新以針對 PCOS 的藥物進行治療，這才終於讓禿頭情況有顯著改善。

PCOS 患者也須面對許多代謝異常問題，包括胰島素阻抗比例偏高，會提高肥胖、糖尿病的風險；同時壞膽固醇可能較高，罹患心血管疾病的可能性相對較高。代謝異常也會有睡眠方面的問題，部分患者可能因睡不好導致容易疲倦，因而影響了生活品質。

> **和荃醫師**
>
> 很多人看了網路上的資料，誤以為自己肥胖、毛孔粗大、痤瘡又多，就是多囊性卵巢。然而，並不是所有多囊性卵巢患者都是胖的，導致誤解的原因主要是來自全世界的統計。以台灣的多囊性卵巢患者統計來看，焦慮緊張偏瘦型的患者，比例也不在少數。

## 依個人需求，靈活調整中西醫治療方案

多囊性卵巢症候群因有多種不同症狀，所以治療方案必須依患者的目標和健康狀況而定。以下是針對不同病徵，中西醫個別的治療方案：

- **月經不規則**：中西醫都會使用調經藥物來恢復正常月經功能。
- **備孕需求**：西醫通常使用排卵藥來促進排卵；中醫則以月經週期療法，來改善子宮和卵巢的整體功能。
- **內分泌問題（如脫髮、痘痘）**：針對因雄激素過多導致的症狀，西醫可能使用藥物來降低體內的雄激素；中醫常用滋陰瀉火，改善雄激素過高的體質。
- **無特定需求**：若患者沒有生孕計畫，對月經不規則及內分泌功能異常也不以為意，醫師通常建議至少每三個月透過調經藥促發一次月經，以保持子宮內膜的健康。

從上述討論中可得知，中西醫對 PCOS 治療方式各有所長：西醫主要針對各別症狀施治，中醫則著眼於整體代謝的改善。現今中西醫之間有許多合作的空間，例如中醫會藉由解讀西醫數據，判別代謝失調的關鍵環節，再進行針對性的藥物處理。

在 PCOS 的治療方面，中醫也藉助西醫的分析，讓診斷與處方更為精準，例如：
- 若功能失調主要發生於**腦下垂體**，進而影響到生殖功能，治療重點多以「補腎」為主，以調節生殖系統功能。
- 若與**自律神經失調**相關，影響子宮、卵巢功能，中醫的藥方將以「疏肝養心安神」為主，幫助穩定神經系統。
- 若患者因**內分泌失調**而出現肥胖，中醫會建議先以「減重」為主要目標，採取埋線或中藥來幫助調節代謝，輔助體重管理。

## 如何解決多囊性卵巢症候群的不孕問題？

針對希望自然懷孕的 PCOS 患者，可採用中西醫互相配合的方式，以達最佳成效。

初期，西醫以排卵藥刺激排卵，中醫同時輔以改善體質、促進代謝以及調經的藥物，透過中西醫兩者並行、相輔相成，恢復穩定排卵機能，提升卵子品質，拉高受精成功率。

若患者嘗試多次自然懷孕未果，且已有年齡壓力，因為卵子品質與數量會隨年齡下降。此時，我們會推薦患者考慮試管療程，把握生孕時間窗口。在西醫執行試管療程的同時，中醫也以相應的藥物輔助，促進卵巢功能並改善子宮內環境，為胚胎成功著床發育，創造最佳條件。

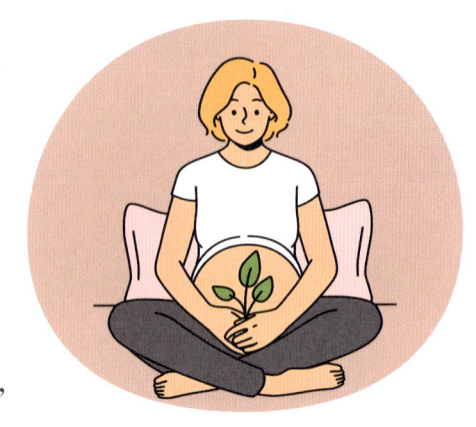

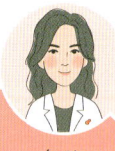

> **怡萱醫師**
> 多囊性卵巢症候群是一種體質，首選治療並非藥物，而是飲食加運動，配合生活作息改善。

### 重點小筆記

因應 PCOS 的複雜性，治療需要針對不同的症狀和需求靈活應對。雖然多囊性卵巢症候群可能造成生孕困難，但中西醫已各有治療方案；加上中西醫合作的治療策略也日益完整成熟，從促進自然懷孕到進入試管療程，皆有相應的療程方案。只要及早就醫，PCOS 患者成功生孕的可能性仍然很高。

# 第 11 章 庫存量不足就不孕？
## —— AMH 數值與生孕的關係

**Q** 卵巢庫存量低是否意味無法懷孕？是否有改善方法？

　　我今年 28 歲，由於擔任小主管職，工作壓力很大，每個月都背業績目標，常常熬夜加班，睡不飽。我的月經一直不算太規律，最近竟然連續五個月完全都沒來，用驗孕棒驗孕卻並沒有懷孕。於是，我去婦產科做檢查，結果發現我的 AMH 只有 0.5，醫師說我的卵巢庫存量不足。我實在太震驚了，我還沒 30 歲啊！

　　上社群論壇看到很多人分享自己的經驗，不少人都提到自己卵巢早衰，我跟她們的情形一樣嗎？好想知道，卵子庫存量低有辦法改善嗎？是否就不能懷孕呢？

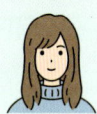

——28 歲，宜君

## 卵巢 S.O.S. —— 卵巢庫存量不足的原因和警訊

　　抗穆勒氏管荷爾蒙（anti-Müllerian hormone, AMH）是一種由卵巢小濾泡分泌的醣化蛋白質。AMH 數值與卵巢中尚未成熟卵泡的數量相關，能夠反映卵巢中可用卵子的儲備情況，因此在臨床上廣泛用來評估卵巢的生孕潛能。此外，AMH 數值不受月經週期的顯著影響，因此是可靠、隨時可以量測的評估指標。

　　近年來，在婦科門診中愈來愈頻繁遇到年輕女性驗出 AMH 數值偏

低後，憂心自己喪失生孕能力。這種情況，也與各大論壇中眾多網友發問與討論的實況相互印證。

在進行深入說明之前，需要先釐清一個重要觀念：**「卵巢庫存量不足」和「卵巢早衰」常被混淆，但這兩者並非相同概念。**

### ◇ 卵巢庫存量不足

卵巢庫存量不足（diminished ovarian reserve, DOR）指的是卵母細胞數量減少，品質下降，進而影響受孕能力。女性自青春期開始排卵後，卵巢儲備便會逐步減少；35 歲後，衰退速度加快。然而，卵巢庫存量不足的女性，初期並無明顯異常症狀，但可能逐漸出現月經量減少、週期不規律等現象。若進一步發展，可能出現更年期才會發生的停經現象。

卵巢庫存量不足目前的定義還沒有很確切的共識。不過，在臨床上有符合下列條件，即可判定：

- AMH 數值偏低：數值低於 1 ng/mL。
- 基礎濾泡數減少：雙側卵巢加總數量低於 5～7 顆。

### ◇ 卵巢早衰

卵巢早衰（premature ovarian failure, POF），又稱原發性卵巢功能低下，指的是在 40 歲之前，卵巢功能發生顯著衰退，導致排卵功能障礙和雌激素分泌減少。診斷標準包括以下三個因素同時成立：

- 月經間隔超過四個月以上。
- 連續兩次測量（間隔 4～6 週）濾泡刺激素結果皆高於 35～40 mIU/mL。
- E2 雌激素濃度降低。

## 「卵巢庫存量不足」與「卵巢早衰」之間的關係

不少患者容易混淆「卵巢庫存量不足」與「卵巢早衰」；然而，兩者雖有關，卻仍是意義不同的兩個概念。

### 卵巢早衰一定伴隨卵巢庫存量不足

卵巢早衰是指 40 歲之前卵巢功能失常，也就是卵巢儲備量快速下降。卵巢早衰的表現為 AMH 數值低、基礎卵泡數少等。

### 卵巢庫存量不足不一定是卵巢早衰

卵巢庫存量不足是指卵巢中的卵子數量減少，這可能發生在任何年齡。此外，即使 40 歲以下女性發生卵巢庫存量不足，但若月經規律以及血液中荷爾蒙正常，就不符合卵巢早衰的診斷標準。因此，卵巢庫存量不足可以是一種自然的老化現象，也可以是其他因素，如手術、化療等引起，不等於卵巢早衰。

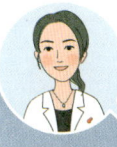

> **和蓁醫師**
>
> 目前臨床上，我遇過最年輕的卵巢早衰患者才25歲。提醒大家，現在卵巢早衰有愈來愈年輕的趨勢，並非年紀輕就不會面臨到這個問題。

## 卵巢庫存量不足原因，中西醫怎麼解讀？

卵巢庫存量不足的成因，在醫學上尚未完全明確，多數案例無法找出明確的發病原因。以下為西醫認為可能有影響的因素：

## 卵巢手術

手術可能直接影響卵巢的結構和功能，導致卵巢組織受損或卵子庫存減少。

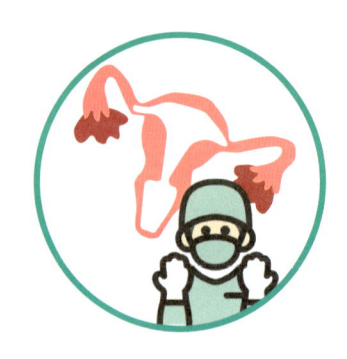

## 化療、放療

這些治療對身體影響很大，會直接損傷卵巢組織影響卵子品質與數量。

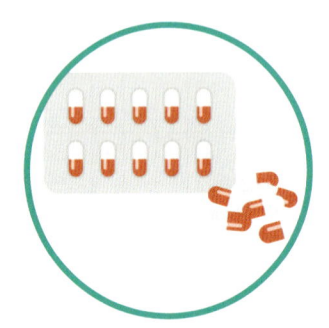

## 吸菸與不良生活習慣

吸菸對生殖細胞有害，作息不規律、熬夜、壓力過大等習慣，則可能影響內分泌平衡，不利卵巢健康。

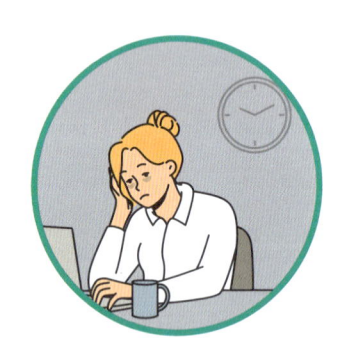

## 環境荷爾蒙

儘管難以量化，但長期暴露在塑化劑等化學物質中，仍可能對卵巢有不良影響。

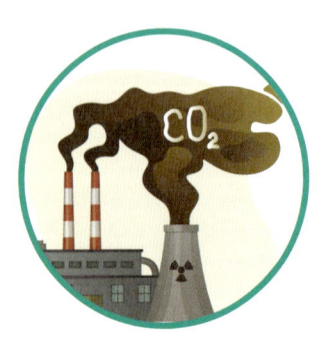

中醫認為，卵巢庫存量不足並非單一臟腑的虛衰，而是整個生殖軸的早衰，病機複雜，主要與腎虛、衝任失調及肝脾虛損有關。其中，腎在中醫理論中被視為生育功能的根本，並與肝、脾相互影響，共同維持生殖健康。

長期晚睡、作息不規律、情緒壓力過大等不良習慣，可能損傷腎經與肝經，導致身體功能失衡，進一步影響生育能力。因此，調整生活習慣，維持身心平衡，是改善卵巢功能的重要關鍵。

另外，**不良生活習慣也會導致體質偏差，影響卵巢功能**。現代飲食的西化以及運動不足，容易使人形成痰濕體質、氣鬱體質和血瘀體質，會提早讓身體面臨衰退現象。

## 卵巢庫存量不足，我還能懷孕嗎？

許多人會問：「當 AMH 數值低於 1 的時候，屬於卵巢庫存量不足了，還能懷孕嗎？」

其實，當卵巢庫存量低時，懷孕機率會下降，但不代表無法自然受孕。許多卵巢庫存量不足的女性，特別是年輕患者，卵子品質依然良好，即使 AMH 數值降低至 0.1 以下，意味著卵巢中仍有幾百顆卵子，還是有可能正常排卵。

只要每月依舊可以排出一顆卵子，就有自然懷孕的可能性。也就是說，**卵巢庫存量不足並不等於不孕**；只有當卵巢完全停止排卵時，才會完全無法自然受孕。

在 AMH 數值很低的情況下，即使不能正常排卵，卵巢中通常仍可能有少量卵子可供取出，所以還是可以藉由人工生殖技術達成懷孕的目標。

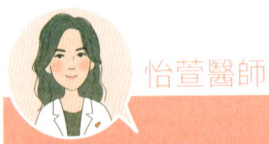

> **怡萱醫師**
>
> 我曾遇過一位不到30歲的年輕患者，AMH數值只有0.5，因為有生孕計畫，所以來凍卵。她凍了兩次卵之後，在第三次回診時，很高興得知她已經順利自然懷孕了。這樣的情況偶爾也還是會發生，千萬不要放棄！

## 面對無法感知的威脅，如何治療與預防？

卵巢庫存量不足通常不可逆，所以西醫與中醫的治療方案，主要皆以維持或延緩卵巢機能為主，因此預防也就更為重要。

### ✧ 西醫的治療方案

西醫治療方案中，首先鼓勵患者從改善生活習慣著手，包含規律作息、減少壓力、均衡飲食等，以維持整體的健康，延緩生孕機能衰退。營養補充方面，**去氫表雄固酮（dehydroepiandrosterone, DHEA）被認為可能有助延緩卵巢功能衰退**。研究也顯示，在人工生殖療程前服用 DHEA 或能略微提升卵子品質與數量。

### ✧ 中醫的治療方案

中醫方面，**通常綜合運用中藥、針刺和艾灸，針對卵巢功能進行全面調理**。依據濾泡期、排卵期和黃體期等不同階段，中醫會評估患者體質實況，提供個別化處方，幫助調理生理週期。此外，針刺和艾灸療法廣泛使用在加強骨盆腔的血液循環，改善子宮與卵巢的血流和養分供應，促進卵子和生殖細胞的健康發育。

中醫療程一般需要持續三個月以上，並建議患者每週回診（特別是養卵期間），能及時依據當下狀態來調整用藥以取得最佳效果。

### ❖ 治療方案的選擇與規畫

對於卵巢庫存量不足，並沒有一體適用的治療方案，應根據個人的生孕需求和生理狀況量身規畫。有生孕需求的患者，除了前面提到的治療思路外，可以考慮採用更積極的備孕措施，如盡早懷孕或進行凍卵，以保留卵子的數量和品質。

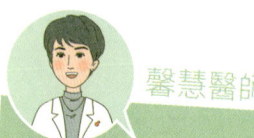

> **馨慧醫師**
>
> 我有一名29歲、已停經半年的患者，抽血各項指數都顯示為更年期及停經狀態，子宮及卵巢尺寸也逐漸萎縮，但她及先生仍有生孕需求，所以目前選擇使用藥物來維持子宮正常機能。所以，若有生孕計畫，即使各項指數並不理想，仍可與醫師討論，嘗試最適合自己的備孕方式。

## 預防卵巢庫存量不足的有效措施有哪些？

預防卵巢庫存量不足，首先應從健康的生活方式著手。減少壓力、保持規律作息、戒菸戒酒、適量運動等方式，都有助於維持卵巢功能的穩定。此外，建議選擇富含抗氧化食物的地中海飲食，以提升生殖健康。

對於生殖健康的評估，建議接近 30 歲的女性進行 AMH 數值檢查。若 AMH 數值正常，則每年檢查一次；若數值小於 1，則改為半年檢查一次，並配合超音波觀察基礎濾泡數量。如果 AMH 數值和超音波結果有明顯差異，可選擇重新檢測以確認狀況。

**重點小筆記**

卵巢庫存量不足並非代表不孕,但確實需要更加謹慎管理卵巢健康。建議患者積極的調整生活方式和選擇合適自己的醫療方案。透過良好的生活習慣並定期檢查,女性患者仍可以有效減緩卵巢庫存量的流失。對於仍有生孕需求的女性,如發現卵巢功能有下降趨勢,建議及早考慮凍卵,以保留生孕機會。

# 第 12 章 真的會自己消失嗎？
## ——卵巢囊腫的常見類型與影響

**Q** 水瘤是否通常為良性，不用擔心？如果沒有自然消失，該如何處理？

因為下腹部感到脹痛，所以我去婦產科檢查。照超音波之後，發現卵巢有一個不小的水瘤。醫師跟我說不用擔心，因為水瘤很常見，通常是良性的，而且有可能會自行消除，讓我持續觀察，只要三個月回診一次就可以。不過，我還是有些擔心，畢竟有一顆東西在肚子裡，感覺還是十分奇怪。它會破掉嗎？如果它沒消除怎麼辦？就算是良性的，時間久了會不會有變成惡性的可能？長在卵巢裡會不會影響懷孕呢？

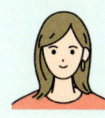

——32 歲，Sharon

### 卵巢囊腫一定是癌症嗎？

卵巢囊腫是指在卵巢內，因液體累積或異常組織增生而形成的囊狀結構，是一種常見的女性疾病。因為囊腫當中主要是液體，在超音波檢查中看起來類似水泡，故俗稱「水瘤」[*]。

當卵巢囊腫體積仍較小的時候，往往並無明顯症狀，因此患者可能會於健康檢查中偶然發現。即使卵巢囊腫變大也不一定有症狀，部分患者可能會有腹痛、腹脹、便祕、脹尿、脹氣、月經異常等症狀。當囊腫發展到出現急性併發症，如囊腫破裂或卵巢扭轉時，患者可能會出現突

---

[*] 「水瘤」的說法雖然很普遍，但並非正式醫學診斷名稱，只是描述超音波檢查時呈現的液性病變外觀。

發性劇烈腹痛、噁心、嘔吐等急性症狀。

卵巢囊腫並非單一疾病，而是一個統稱，涵蓋多種類型。醫師通常會透過檢查，來確認囊腫為良性或惡性，再依此評估是否需要進一步治療。臨床上，良性卵巢囊腫機率遠高於惡性。在這一個章節中，我們也將著重介紹常見的良性卵巢囊腫類型。

## 常見的良性囊腫類型

### ✧ 功能性囊腫（functional cysts）

此類囊腫是最常見的卵巢囊腫類型，有分泌荷爾蒙的功能，經常在超音波檢查中顯示為充滿液體的囊性結構，可以透過血液檢查進行確認。

這種囊腫形成，主要由於卵巢內的濾泡未能正常排卵或未進行自然萎縮。

正常情況下，濾泡分泌雌激素與黃體素，調節月經週期與輔助卵泡成熟排出，但當排卵失敗或濾泡持續增大而未退化時，便可能形成囊腫。大多數的功能性囊腫會隨時間縮小或自然消失，僅有少數無法自然消退。

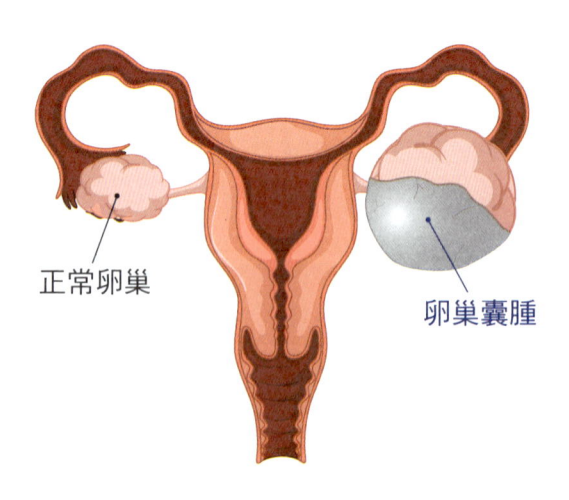

▲ 卵巢囊腫。

### ✧ 病理性囊腫

　　此類囊腫不具分泌荷爾蒙的功能，初步診斷通常依賴影像學檢查，如陰道超音波，而確診須藉助病理切片檢驗。病理性囊腫[*1]種類甚多，包括巧克力囊腫、畸胎瘤、漿液性囊腫、黏液性囊腫等。書中我們僅著重探討臨床上較常見的兩種類型：巧克力囊腫[*2]與畸胎瘤。

　　**卵巢畸胎瘤**（teratoma）在臨床上是屬於源於生殖細胞的腫瘤，分為成熟型（良性）和未成熟型（潛在惡性）。成熟型畸胎瘤常為囊性，表面具完整的外膜，內含分化良好的組織，如毛髮、皮脂腺、骨骼或牙齒。未成熟型則含有未分化的胚胎組織，須依病理學檢查確定惡性程度。

　　上述分類基於西醫學理的病理學歸類，中醫領域則側重整體觀念，通常不進行病理學上的細分，而是統一將其視為「瘤類病變」。不論從西醫還是中醫的角度，卵巢囊腫都可能對女性的生孕健康產生一定影響。

## 卵巢囊腫是否會影響生孕？

　　卵巢囊腫多數為無症狀，若體積未過大，沒有壓迫到卵巢或鄰近組織，通常對生孕能力無明顯影響。隨著囊腫體積增大，將愈有可能壓迫卵巢組織，影響血流供應與排卵功能，進而降低自然受孕的可能性。

　　功能性卵巢囊腫因與內分泌波動相關，可能影響月經週期及排卵規律性，也對懷孕機率帶來一定影響。

　　在某些情境與條件下，須考慮以手術方式處理卵巢囊腫。手術時，可能難以避免的會切除部分卵巢組織。在這種情況之下，除了會影響卵

---

[*1] 「病理性囊腫」非醫學正式術語，此處指非功能性、具有特定病理特徵的囊性病變，涵蓋發生於卵巢的多種囊腫形態的異常結構。
[*2] 「巧克力囊腫」探討與說明請參閱第 9 章、頁 90。

巢儲備量，也有可能導致卵巢機能受損。因此，對於日後有生孕需求的患者，醫師對於手術都會採取更慎重的態度。

然而，若發現卵巢囊腫發生癌化，則有必要以手術摘除病灶，並可能連帶切除較多的卵巢組織。當卵巢囊腫發生了急性併發症（例如破裂），也可能對卵巢組織造成相當大的傷害。這樣的情形對生孕機能的破壞也最嚴重。

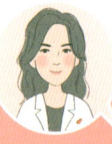

若能及早發現卵巢囊腫，醫師能更好的幫助患者監控風險，**在癌化或出現急性併發症之前，及早以合適的醫療方式介入，最高程度的確保患者整體健康與生孕能力**。因此，定期婦科檢查極為重要。

> **怡萱醫師**
>
> 在門診中，我發現許多功能性囊腫患者有服用膠原蛋白、月見草油等保健品的習慣，但這些產品可能含有類似雌激素的成分。過多的荷爾蒙會導致原本應該自行消失的濾泡持續存在，也會影響到不孕症的治療。

## 卵巢囊腫診療要點面面觀

發現卵巢囊腫時，醫師心中的主要關切是「**風險**」：有多大可能是惡性（即發生癌化），或發生急性併發症有多高？後續醫療方案需要多急迫、多積極，將視醫師對風險的綜合判斷而定。

進一步而言，醫師對卵巢囊腫風險的判斷，以及相應的治療計畫，主要取決於以下幾個因素，包括發現囊腫的時間、卵巢囊腫的大小、不適症狀、生孕計畫、影像學檢查跡象。

### ✧ 發現囊腫的時間

首先，可先觀察發現囊腫時為月經週期的哪一天。若是接近排卵期，可能就是即將排出一顆成熟準備排卵的濾泡，大小接近兩公分，屬於自

然的生理狀況。若是月經剛開始就發現，則需要持續追蹤，看看之後它是否有自然消退。

### ✧ 卵巢囊腫大小與變化

對於小於五到六公分的囊腫，臨床上傾向採用觀察方式，定期監測。但若囊腫大於六公分，且無自行消退跡象，因存在自發性破裂或卵巢扭轉的風險，可考慮手術處理，以預防急性併發症的發生。若囊腫在短時間內快速生長，則為惡性的可能性較高，也須慎重評估進行手術。

### ✧ 不適症狀

症狀是制定治療方案的重要考量之一。若患者無明顯不適症狀，多半會建議持續追蹤觀察，等待囊腫自然消退。若患者出現疼痛或腹脹等症狀，並對生活品質造成影響，可考慮積極處理。

### ✧ 患者後續生孕計畫

對於無明顯症狀且體積不大的卵巢囊腫、計畫自然懷孕的患者，可先每兩至三個月定期監測，等生孕計畫完成之後，再考慮是否需要進一步處理。若是不孕症患者計畫進行人工生殖輔助療程，則須積極處理，因為有可能影響卵巢濾泡的發育與取卵數量。

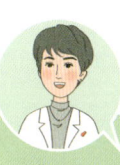

> **馨慧醫師**
>
> 我曾有個人工受孕的患者，雖然卵巢左右兩側皆有囊腫，仍然順利懷上三胞胎。但隨著時日增長，囊腫並未自行消退，導致患者約於懷孕25週時，即因囊腫壓迫導致腹痛，必須動手術。由於子宮內有三胞胎和兩顆囊腫，當時我必須在極有限的空間中完成這個驚險的手術。此案例顯示，即使是良性囊腫，在某些情況下仍會對患者造成重大影響，因此絕對不能掉以輕心。

### ✧ 影像學檢查跡象

醫師常透過影像學檢查來評估卵巢囊腫的惡性風險。超音波是最常用的工具，若有需要可能會安排電腦斷層或核磁共振檢查。經驗豐富的醫師會注意卵巢囊腫照影的形狀、內部結構等方面的跡象，以評估癌化風險高低。

## 治療方案與預防復發的建議

### ✧ 西醫治療方案

當卵巢囊腫超過五到六公分且需要手術治療時，醫師的首要考量是如何最大限度保留卵巢功能，這取決於囊腫的大小、類型、沾黏情況和醫師手術技巧。**臨床上多採用囊腫剝離術，以盡量保留健康的卵巢組織，減少損傷。**

### ✧ 中醫治療方案

中醫對於卵巢囊腫的治療，著重同時**改善局部病變與調整全身體質**。針對功能性囊腫，中醫可透過疏肝理氣、活血化瘀、軟堅散結、清熱解毒等方法，來促使囊腫縮減。對於反覆出現囊腫的患者，從中醫的觀點來看，這可能與氣血運行不暢及代謝功能失調有關，常見於氣滯血瘀及痰濕凝滯的體質類型。在這種情況

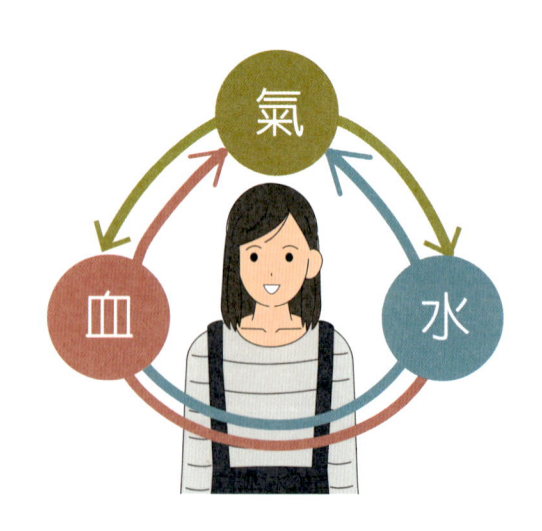

▲ 中醫加強氣血循環順暢，改善代謝功能，可調整體質。

之下，醫療方案常著重於改善全身氣血循環，減少慢性炎症，以改變原本容易形成囊腫的體質，降低復發風險。

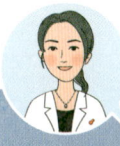

> **和蓁醫師**
>
> 中醫對囊腫處理的方式，主要是調和臟腑氣血，疏通經絡，以加速囊腫自行消失的速度。但對於反覆發生卵巢囊腫的患者，我們會把重點放在調理改變患者的體質，避免容易復發。

### ◇ 功能性囊腫須預防復發

功能性囊腫因與排卵過程密切相關，部分患者容易反覆復發；和其他種類的卵巢囊腫相比，畸胎瘤的復發率明顯較低。適當調整飲食習慣，**減少攝取含高雌激素成分的食物或保健食品，有助於降低復發風險**。

整合中西醫療法，能有效針對囊腫的特性與患者需求，來進行治療與預防。而相較於治療，卵巢囊腫的診斷環節更考驗醫師的經驗與判斷力。患者務必向醫師詳細說明自身病史與囊腫的發展過程，以便醫師結合影像進行專業判斷，確認腫瘤的類型與相關風險，精準擬定合適的治療方式。

---

**重點小筆記**

常見良性囊腫包括功能性囊腫和病理性囊腫。功能性囊腫多數可自然消退；病理性囊腫則不分泌荷爾蒙，部分類型可能具有較高的惡性傾向。

發現卵巢囊腫之後，醫師需要評判兩種風險：惡性癌化以及急性併發症。醫師的判斷與治療計畫，主要取決於以下幾個因素：發現囊腫的時間、卵巢囊腫的大小、不適症狀、生孕計畫、影像學檢查跡象。

為早期發現與有效控管病程，定期婦科檢查極有必要。治療方面，西醫偏重藥物抑制與手術剝離，強調及時減少風險；中醫則調理全身體質，改善氣血循環以預防復發。

## 第 13 章 沉默的健康威脅——卵巢癌

> **Q 年輕女性也會罹患卵巢癌？治療之後還有可能懷孕嗎？**
>
> 我女兒今年 34 歲，不抽菸，不喝酒，健康都沒什麼異狀。但不久前，她的食慾大不如前，覺得吃什麼都沒有胃口，腹部還有莫名的脹感和悶痛感。她先去腸胃科做檢查，但吃藥一陣子之後情況並沒有改善，後來醫師建議轉診婦產科。經過超音波檢查，婦產科醫師發現她罹患卵巢癌第三期，而且出現很多的腹水，這對我們母女而言是晴天霹靂。
>
> 為了治療，她接受了手術，切除了單邊卵巢，目前正在接受化療、放療，非常辛苦。我很想知道，為什麼她這麼年輕就得癌症？我們該如何讓她現在的治療不那麼難受？如何預防卵巢癌再次復發？
>
> ——**65 歲，洪媽媽**

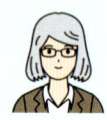

### 不要忽視身體的微小變化

卵巢癌（ovarian cancer）是發生於卵巢組織中的惡性腫瘤，是一種早期症狀不明顯的癌症，確診時往往已屬於晚期。卵巢癌號稱是「女性沉默的殺手」，原來好發於 50～60 歲的女性，但根據國健署於 2021 年的最新統計結果，女性十大癌症死因中，卵巢癌名列第七位，且發生率逐漸年輕化，竟有高達 37% 是小於 40 歲的育齡女性。

卵巢癌的病徵通常隨著腫瘤生長逐步顯現，最常見的是腹脹或腹部

異常變大，這是由於腫瘤增長或腹腔積水所導致。當腫瘤壓迫腸胃時，也可能引起便祕、腹痛及食慾下降等症狀。這些症狀很容易被誤認為是一般腸胃問題而延誤就醫。

根據卵巢病變細胞的來源及組織特性，卵巢癌可分為三大類型：**上皮腫瘤**（epithelial tumors）、**間質瘤**（sex cord-stromal tumors）、**生殖細胞瘤**（germ cell tumors）。

目前認為，**遺傳基因是卵巢癌的主要因素之一**。有家族病史的女性，罹患卵巢癌的風險顯著升高。另一高風險族群則是**未生孕過的女性**，由於卵巢持續活躍無休息期，細胞產生病變的機率因而上升。

## 卵巢癌的雙重威脅：健康損害與生孕能力下降

卵巢是負責排卵和分泌女性荷爾蒙的重要器官，為生孕能力的核心關鍵。因此，卵巢癌患者即使癌症治療成功，也可能導致不孕或生孕功能下降。卵巢癌造成的生孕能力方面損害，主要來自以下三個方面：

① **癌症對卵巢組織的破壞**：卵巢癌細胞會直接侵害卵巢組織，影響卵子的生成與發育，導致懷孕機率顯著降低。

② **卵巢切除手術**：治療卵巢癌通常須進行手術，輕則切除一側卵巢，導致自然懷孕機率降低；嚴重者可能雙側皆須切除，如此將完全喪失自然受孕的機會。即使僅切除一側卵巢，剩餘卵巢的功能也可能因癌症或後續治療而受損。

③ **治療過程引發的卵巢功能受損**：在手術後，為抑制癌症復發而採用的化療和放療等治療方法，也會對卵巢造成損傷。各種治療可能導致卵巢功能減退、卵巢早衰或停經，進一步降低女性的生孕能力。

由於卵巢癌對生孕功能的損害可能是不可逆的，其治療計畫必須涵蓋癌症治療與保留生孕能力。患者有哪些中西醫的治療資源？又該如何做出最適合自身需求的醫療選擇呢？

## 如何兼顧手術效果與生活品質？

卵巢癌是女性生殖系統中，死亡率最高的惡性腫瘤之一。這主要由於卵巢癌的早期症狀並不明顯，確診時多數患者已處於晚期，並且發生轉移，癌細胞極難完全清除，而且對多器官已造成損害。

因此，卵巢癌的早期診斷對於控制病情具有關鍵作用。女性應養成定期健康檢查的習慣，特別是每年進行婦科超音波檢查，以早期發現卵巢的任何異常。**有家族病史及未生孕過的女性，更應特別注意。**

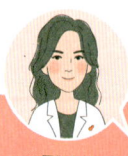

**怡萱醫師**

醫師可以透過超音波影像觀察卵巢是否產生病變，若在檢查中有發現可疑跡象，通常會建議進一步做系列檢查，包括腫瘤指數、電腦斷層等，以及早確認是否有癌變轉移的風險。因此，定期檢查必不能少。

### ◇ 西醫的治療方案

**卵巢癌的主要治療手段包括手術、化療、放療及標靶藥物。** 手術是必要治療手段，目的是切除癌變的卵巢和周圍組織，確保已擴散癌細胞獲得有效控制。

化學療法常作為輔助療法，用於清除手術後殘餘的癌細胞；而對於某些特定類型或晚期患者，放射療法和標靶藥物能進一步提升療效。治療計畫通常需要根據患者的病理類型、腫瘤分期及整體健康狀況，由專業醫療團隊共同制定。

### ✧ 中醫的治療方案

癌症患者可選擇中醫作為輔助，在療程期間以及治療後能更快恢復，並提升生活品質。**中藥或針灸可幫助患者減輕化療和放療引起的副作用**，如疲憊、食慾不振以及肌肉疼痛等問題。針對不同副作用症狀，中醫有相應的治療方式應對緩解。例如，若食慾不振，中醫會以益氣補脾、消食健胃的藥物，協助患者提升食慾與營養吸收；而對於肌肉疼痛問題，中醫則主要以清熱化瘀的藥物，降低疼痛感帶來的不適。

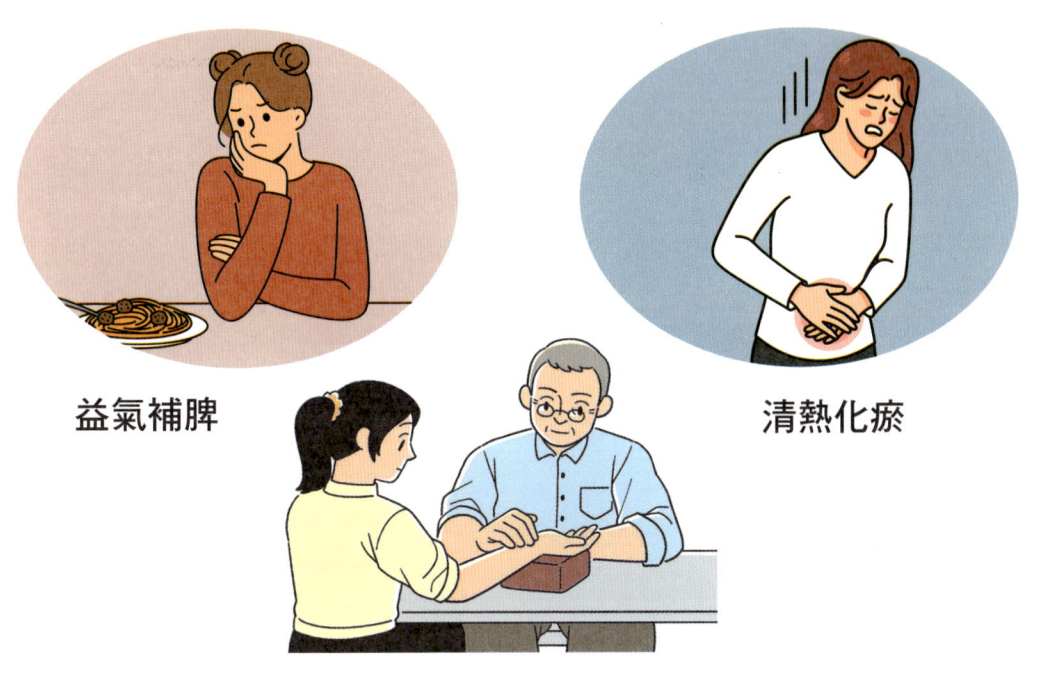

益氣補脾　　　　清熱化瘀

▲ 治療所引起的副作用，可透過中醫藥物作為輔助，改善不適。

此外，患者於化療、放療後，常會因白血球不足、血小板低下等情況，導致整體免疫力下降。對此，中醫亦可以補腎、疏肝、調脾胃的方

式輔助治療,增加骨髓循環與修復製造血球的功能,**強化患者的抵抗力,有助於預防復發**。台灣頂尖醫療機構在此方面亦有研究成果顯示,透過中醫輔助治療,可有效降低癌症轉移率並增加平均存活率。[4]

卵巢癌治療是一項長期且多層面的挑戰,成功的關鍵在於及早發現,有效控制病情,同時兼顧患者的生活品質。透過中西醫的合療模式,從癌症治療過程到術後恢復身心健康,皆可為患者提升治療效益。

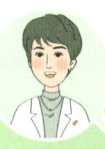

**馨慧醫師**

卵巢癌腫瘤指數雖然名稱有「腫瘤」二字,但實際上會受到許多因素影響而上升,如在月經期間,有肌瘤或巧克力囊腫等,都會使該指數產生波動。因此,別為了異常指數而徒增擔心,與醫師討論適合自己的追蹤及治療方法才是最重要的。

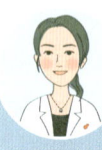

**和萃醫師**

中醫在治療癌症的角色在於「帶病留人」,利用中醫「培元固本」的強項,一方面支持患者用現代醫學殺掉癌細胞,另一方面與癌症共存,幫助患者維持一定的生活品質,讓人生依然相對圓滿。

### 重點小筆記

卵巢癌對患者的生孕能力會造成極大損害。結合中西醫治療的優勢,能強化化學治療效果,也能幫助患者緩解副作用,恢復身體機能,甚至降低復發機率。最重要的關鍵,是女性應重視定期檢查,盡早發現異常,才能在疾病早期階段採取積極治療,提升復原機會並降低對健康的傷害。

# 第 14 章 復發率高，更會影響懷孕！
## ——令人困擾的子宮息肉

> **Q 子宮息肉對健康的危害大嗎？什麼情況下必須切除息肉？**
>
> 近年來，我的月經總會滴滴答答出血，最長持續了一個半月。經婦產科醫師檢查後，發現子宮內膜裡長了一顆息肉，因為沒有嚴重影響生活，當時未採取手術切除。但我跟老公備孕許久，始終無法自然懷孕，不禁聯想到，是否跟這個息肉有關呢？
>
> 最近考慮年紀已大，和老公商討後，決定做試管嬰兒。醫師建議我先切除息肉，才能提高成功受孕的機會。若我切除息肉，對懷孕真的會有幫助嗎？我看網路上的資訊，好像有些息肉會自行脫落，而且切除後也有復發可能。是否有讓息肉自行消失且不再復發的方式呢？
>
> ——38 歲，叮咚

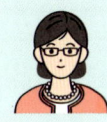

## 小息肉，大隱患——揭開子宮息肉的全貌

子宮息肉（uterine polyps）是女性常見的病症。當出現經期不規律、經血量過多、出血時間過長、非經期出血、經前少量持續出血等現象時，婦科醫師通常都會懷疑可能是子宮息肉在作祟。但部分患者也可能沒有任何表面症狀，息肉潛藏於子宮內許久而未被發覺，對健康構成隱患。

子宮息肉是出現在子宮腔內的良性病變，**因組織過度增生所形成**，可能為單個或多個。息肉的大小通常少於一公分，但也可能長至數公分

長,並對子宮內膜的結構和功能產生或多或少的影響。

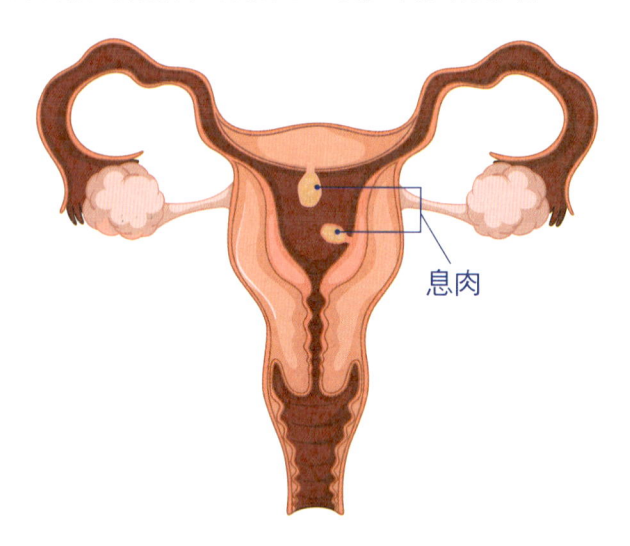

▲ 因組織過度增生所形成的子宮息肉。

西醫觀點目前尚未了解子宮息肉的確切成因,但**普遍認為可能與雌激素濃度波動、慢性發炎反應或局部血管異常增生等因素有關**。子宮息肉絕大多數為良性 [5,6],且部分息肉在每次月經內膜剝落時,也會隨著內膜自行脫落,患者通常不需

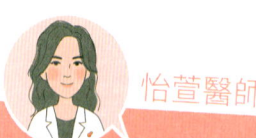

**怡萱醫師**

曾有子宮息肉的人,若是大量服用含有荷爾蒙類的保健食品或者是中藥,就有可能會復發,因此在飲食上必須特別留意。

要太過憂慮。然而,息肉的復發率較高,這與個人體質、飲食習慣及手術切除是否澈底等因素有關。

從中醫角度來看,**子宮息肉的形成多與子宮內循環不良有關**。代謝產物的堆積會導致「瘀血」或「痰濕」問題,這些狀態久而久之可能引發慢性發炎反應,進一步促成病灶生成。脾腎虛損者多半因為體內代謝

不良，而形成血瘀濕熱體質。雖然短期內子宮息肉演變成重大疾病的風險並不高，但它對女性生孕能力帶來的影響，卻不容忽略。

## 子宮息肉為何會影響生孕與健康？

子宮息肉對女性生孕能力與整體健康的影響，主要來自其大小、位置以及分泌的異常物質。這些因素可能損害或干擾子宮內的正常環境，因而影響胚胎著床及懷孕進程。

### ✧ 大小

由於子宮腔內的空間本來就不大，儘管子宮息肉通常不超過一公分，依舊可能占據胚胎著床所需空間，使胚胎難以找到適合的位置附著。息肉的突起結構則會破壞子宮內膜平滑度，導致子宮腔表面凹凸不平，影響胚胎著床的成功率以及後續發育的穩定性。此外，內膜表面不平整也可能干擾精子的正常游動，進一步降低精卵結合的機率。

### ✧ 位置

相對於體積，子宮息肉的位置更加決定了它對生孕有多大的影響。當息肉位於輸卵管開口時，會影響精子的游動以及胚胎的移行。若息肉剛好位於胚胎的著床區域，導致子宮內膜結構異常，將顯著降低著床成功率。

### ✧ 分泌的異常物質

形成息肉細胞組織會分泌異常物質，使子宮內微環境的平衡受到破壞，進而干擾胚胎著床過程，降低受孕機率。

### ✧ 對整體健康的影響

子宮息肉除了影響生孕功能外，亦可能對整體健康造成不良影響。當息肉生長於不適當的位置，如子宮頸口，可能阻礙經血排出，導致月經滴滴答答排不乾淨。子宮息肉若長期未處理，也容易造成局部組織的慢性發炎，甚至有惡化發展為子宮內膜癌的可能性。

## 有子宮息肉，該不該手術？

子宮息肉的治療須根據患者的需求和具體情況來決定。若息肉位於對子宮功能影響不大的區域，且患者無明顯症狀或無生孕計畫，可以選擇先定期檢查，不需要立即進行處理。

對於有生孕計畫的患者，若息肉位於影響胚胎著床或輸卵管開口等關鍵位置，或體積過大影響胚胎著床空間時，可能會增加懷孕困難度，此時應考慮手術切除。

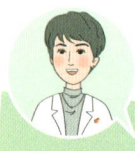

> **馨慧醫師**
>
> 一位患者初期因子宮息肉導致持續性少量出血而就醫，進行手術切除。然而，即使切除了息肉，新的病灶很快又生成。當時患者及家人對此並未足夠重視，採取「保守觀察」方式處理，忽略了反覆發生的息肉，可能預示著潛在問題。後來有一次突發大量出血，直至無法控制才再次就醫，最終診斷為子宮內膜癌。

除了有懷孕需求的患者外，當觀察到息肉突然快速增長，意味著有發生癌變的可能性，必須盡快手術處理。因此，對有子宮息肉的患者，定期回診檢查相當必要。

臨床上，**西醫對子宮息肉的治療通常採取手術切除**，適用於因息肉導致異常子宮出血、顯著不適症狀或生孕障礙的患者。中醫則將息肉

視為體內濕熱積聚或慢性發炎的表現，可以**透過清化濕熱的藥物進行調理，進而緩解症狀與改善體質**。此外，因子宮息肉具有復發性高的特點，手術後可考慮搭配中醫進行體質調理，以嘗試降低復發風險，這是一種中西醫優勢結合的有效方式。

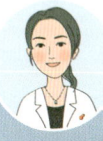

### 和蓁醫師

有位患者在息肉切除後半年又再度復發，因為不想反覆進行手術，所以來看中醫。她的生活型態一直是久坐少運動，體重偏重又吃太多加工食品，這些都可能是造成復發的原因。我幫她一邊減重，一邊調整循環，目前已三年沒有再復發。

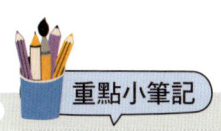

### 重點小筆記

子宮息肉雖多為良性，但卻可能阻礙生孕，以及造成經期異常出血症狀。即使癌變的風險不大，仍應慎重，定期就醫檢查。若發現增長迅速的息肉，必須及早手術切除。若息肉導致異常出血或妨礙生孕，手術是首選的處理方式。中醫藥物在緩解症狀、改善體質以及降低復發風險等方面有輔助作用。

無論選擇西醫的手術切除，還是中醫的藥物緩解，治療方案應根據息肉的生長特性及患者需求靈活調整。

## 第 15 章 位置不同，處理方式各有差異
### —— 子宮肌瘤對健康與生孕的風險

> **Q** 為什麼子宮長肌瘤會導致經血量大及頻尿？是否一定要開刀切除？
>
> 最近幾年來，經血量變得比以前多，起初我不以為意，不過最近還出現了劇烈的經痛。經期前三天的量，有時會大到需要每小時都要換衛生棉，所以我才去看了醫師。照超音波後，醫師發現我有三顆子宮肌瘤，分別是兩公分、四公分、五公分。醫師告訴我，兩公分那顆有可能是造成我經血量太大和經痛的原因；四公分那顆肌瘤若日後變更大，將可能壓迫膀胱，導致頻尿的問題。
>
> 我很納悶，瘤長在子宮，為什麼會導致頻尿呢？另外，如果我還可以忍受經血量大和經痛，是不是肌瘤不一定要手術切掉？為什麼最大的那顆五公分的肌瘤，反而沒造成什麼影響？如果不處理的話，它會愈長愈大嗎？
>
> ——**35 歲，倩倩**

### 月經量多、頻尿、腹脹，可能是子宮肌瘤的信號

子宮肌瘤（uterine myoma）是婦科常見的良性腫瘤，約有 1/3 生育年齡女性可能患有此病。多數患者無明顯症狀，部分患者可能會出現月經量過多、經痛、腹脹、腹痛、頻尿或排尿困難等症狀。這些問題通常與肌瘤的位置有關。

往子宮腔內生長的肌瘤，可能導致月經量增多；往膀胱方向生長的

肌瘤，則可能因壓迫引起排尿問題；體積較大的肌瘤，有可能壓迫整個骨盆腔，導致腹脹或骨盆不適。

子宮肌瘤是一種發生於子宮平滑肌的良性腫瘤，西醫解釋其成因為平滑肌細胞的局部過度增生。**子宮肌瘤的生長與雌激素密切相關，因此在未停經女性中，肌瘤的大小和數量可能隨年齡增長而增加。**而且，即使進行手術切除，也容易復發。停經後，由於雌激素濃度顯著下降，肌瘤的生長通常也跟著停止，並可能逐漸縮小，但通常不會完全消失。

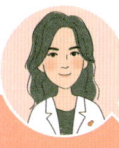

### 怡萱醫師

子宮肌瘤跟息肉一樣具有復發風險，是否復發與個人體質有關。某些患者於手術切除肌瘤後，可能不再復發；多發性子宮肌瘤的患者，復發的可能性則相對較高。另外，若手術過程中未能完全切除病變組織，殘存部分可能會繼續生長，形成新的子宮肌瘤。

在中醫觀點中，子宮肌瘤屬於「石瘕」的範疇。《黃帝內經・靈樞・水脹》：「歧伯曰：『石瘕生於胞中，寒氣客於子門，子門閉塞，氣不得通，惡血當寫不寫，衃以留止，日以益大，狀如懷子，月事不以時下，皆生於女子。』」這段話便是對子宮肌瘤的描述。

一般而言，子宮肌瘤的形成被認為與寒凝、氣滯及痰濕等病因相關。這些因素共同導致氣血運行受阻，造成體內循環不良，進而形成有形體的病理腫塊，容易緊張焦慮的人及過度肥胖者等，都是子宮肌瘤發生的高風險族群。

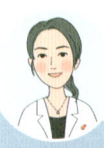

> **和苓醫師**
>
> 多種婦科腫瘤形態的疾病，其實跟雌性荷爾蒙都有相關性。所以，我都會提醒尚未停經的女性，盡量控制體重在健康範圍，更要注意體脂率與內臟脂肪。因為當脂肪組織較少時，可避免體內雌激素長期偏高，也會減少發生婦科方面腫瘤的可能性。

子宮肌瘤除了可能引發各種不適症狀，對患者日常生活造成困擾外，也有可能影響女性的生孕機能，甚至（在相當少見的情況下）形成癌症，造成更嚴重的生命危害。

## 子宮肌瘤的生孕阻礙與癌化風險

子宮肌瘤對生孕功能的影響，主要涉及子宮內膜結構的改變，以及胚胎著床後的發育問題。

正常的子宮內膜應是平滑且規則的表面，以利胚胎順利著床。若肌瘤向子宮腔內突起，可能導致內膜表面不平整，降低胚胎著床成功率。若肌瘤生長在壓迫輸卵管的地方，則會影響排卵與精卵結合機率。此外，突出於子宮腔的肌瘤也會占據子宮腔內空間；若肌瘤過大，相對減少胚胎可利用的著床空間，進一步影響受孕。

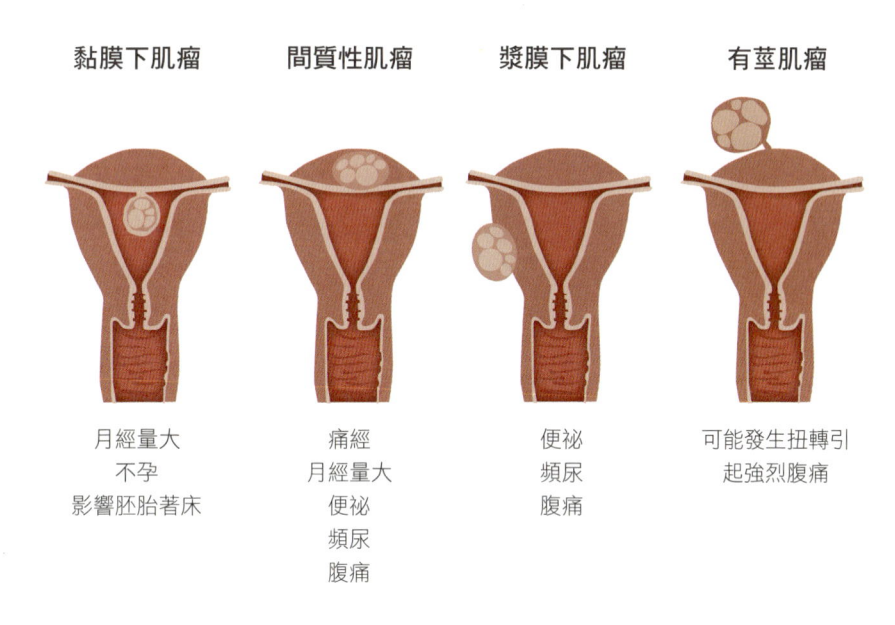

| 黏膜下肌瘤 | 間質性肌瘤 | 漿膜下肌瘤 | 有莖肌瘤 |
|---|---|---|---|
| 月經量大<br>不孕<br>影響胚胎著床 | 痛經<br>月經量大<br>便祕<br>頻尿<br>腹痛 | 便祕<br>頻尿<br>腹痛 | 可能發生扭轉引起強烈腹痛 |

▲子宮肌瘤生長的位置，會造成不同的症狀影響健康。

即使成功懷孕，子宮肌瘤仍可能影響懷孕過程，特別是當肌瘤位置不佳，可能干擾子宮平滑肌的正常收縮功能，增加流產或早產的機會。另外，若肌瘤壓迫到子宮內的血管，可能導致血液循環不均，阻礙氧氣和養分供應，不利胎兒的正常發育。

在惡性轉化的可能性方面，子宮肌瘤大多為良性腫瘤，僅有極低的機率會轉化為惡性的子宮肉瘤。然而，**一旦發生惡性細胞病變，腫瘤往往會快速增長，病程迅速惡化**。因此，婦科醫師都會建議子宮肌瘤患者，一定要定期追蹤檢查。

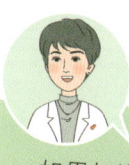

**馨慧醫師**

如果知道自己有肌瘤，建議要固定追蹤，定期一年做一次檢查來評估它的大小。肌瘤的惡性機率很低，大概千分之一到萬分之一，但若有惡性細胞出現，通常都會變得很嚴重，「長得很快」是惡性轉化的特徵之一。

第 15 章　位置不同，處理方式各有差異

更年期停經後，子宮肌瘤通常會因荷爾蒙減少而縮小，但癌化的機率並未完全消失。建議有子宮肌瘤的女性，仍應在定期健檢中納入超音波檢查，以便病情發生改變時能及早發現。

既然子宮肌瘤多是良性，而且有許多女性在有肌瘤的情況下，仍然順利受孕並成功分娩。那麼，子宮肌瘤究竟是否需要手術切除？

## 可與子宮肌瘤和平共處嗎？

子宮肌瘤對健康大多沒有緊急的危害，手術切除的必要性取決於肌瘤對生活造成的影響，是否有引發不適症狀。肌瘤的位置與大小都有影響，而「**位置**」更是關鍵。

部分患者的子宮肌瘤並未引發明顯不適，對生孕功能影響有限（或已無生孕需求），也沒有顯著影響生活品質，通常可選擇定期追蹤觀察即可，不需要進行手術移除。畢竟，無論醫療技術再怎麼先進，切除肌瘤的手術仍會造成子宮的傷口，也就有形成骨盆腔或腹腔沾黏的風險，反而可能造成骨盆腔疼痛或腸道蠕動障礙等不適現象。

然而，當子宮肌瘤的生長位置已明顯阻礙患者的生孕計畫，或導致生活品質大幅下降，醫師通常建議進行手術切除，例如有以下這些情境：

- 有生孕需求，甚至已受不孕困擾一段時間，而肌瘤的位置極有可能影響受孕。
- 嚴重壓迫膀胱，造成頻尿或排尿困難，已影響正常生活。
- 嚴重經痛、腹脹、腹痛，且已影響正常生活。

若病情需要積極治療，西醫通常**以手術切除病灶作為主要選擇**。除了傳統的手術方式，患者亦可選擇採用較新的技術，例如高強度聚焦超音波（海芙刀）進行治療。

中醫治療子宮肌瘤的原則以活血化瘀及破積消癥為核心，透過**改善氣血運行來減少瘀滯，進而調整體內環境**。

一般來說，若肌瘤較小且生長緩慢，治療以理氣化瘀、行滯破瘀、散結為主，幫助體內氣血流通，減少瘀血堆積。但若肌瘤多發且生長速度快，甚至影響子宮內膜血流，導致經痛、經血量多或經期延長，則須清熱化瘀、散結消積，積極改善症狀。

由於中醫調理需要較長時間，若肌瘤較大，療程通常需超過一年。即使選擇中醫療法，仍建議患者每半年至一年進行一次超音波檢查，以追蹤肌瘤大小變化，評估治療進展。透過定期檢查，中醫師也能根據病情適時調整藥方，確保療效達到最佳狀態。

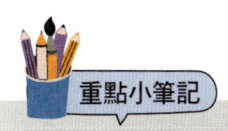

> **重點小筆記**
>
> 子宮肌瘤對每位患者的影響各有不同，其症狀、治療需求取決於肌瘤的位置、大小及生長速度。有些肌瘤不會造成症狀，而位置不佳的小肌瘤則可能引發顯著不適。子宮肌瘤多屬良性，治療選擇應視症狀與需求而定。西醫與中醫也各有藥物療法來控制子宮肌瘤的生長，在評估有必要時，可選擇手術切除。無論是否開刀，是否已過更年期，定期檢查都非常必要，以確保出現癌症時，能及早發現，進行治療。

## 第 16 章 不孕的隱形元凶
―― 為何會出現子宮腔沾黏？

**Q** 子宮內膜的損傷和沾黏，是否有可能復原，並順利懷孕？

我曾經懷孕過一胎，但這份喜悅沒有持續太久，在懷孕約 10 週時，寶寶被診斷為胎停，當時接受了流產手術。術後，我們積極嘗試再次懷孕，但很奇怪的是，我的月經變得很少，有時候甚至不會來，經醫師診斷是子宮內膜有沾黏，而且受損嚴重。

後來，因為一直無法懷孕，我尋求人工受孕方式，嘗試植入多次，卻一直無法成功著床。我還能懷孕嗎？什麼樣的治療方式最有效？內膜沾黏的情況可以完整復原嗎？我該怎麼做才能順利有小孩呢？

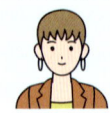

―― **32 歲，彤潔**

### 子宮手術後的隱患：如何及早發現子宮腔沾黏？

子宮腔沾黏，又稱阿休曼症候群（Asherman's syndrome），臨床特徵包括月經量減少（hypomenorrhea，經血稀少），甚至月經停止（amenorrhea，閉經）。若沾黏的位置阻礙經血排出，患者可能出現週期性腹痛或經痛。

子宮腔沾黏是一種後天性疾病，發生於子宮內膜基底層受損後，原本應分離的子宮壁局部內膜組織互相癒合。這樣的情況會阻礙子宮內膜正常的週期性脫落和再生，進而引發月經異常和不孕等症狀。

**馨慧醫師**

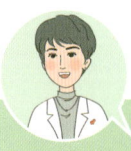

我曾有一位48歲的患者,有快要更年期的症狀。她當時半年沒有來月經了,本來以為是更年期停經,但是偶爾會肚子痛,讓她覺得困擾。檢查後發現,原來是子宮腔沾黏部分發生在子宮頸,導致經血排不出來,子宮腔中累積了許多沒排出的經血。疏通完之後,她月經又恢復正常了。

以下因素都可能造成子宮內膜受損,以及癒合後的沾黏:

- **感染**:產後或流產後子宮內膜炎(endometritis),也可能增加基底層受損風險。
- **反覆手術**:多次侵入性操作會在子宮內膜造成累積性損傷,明顯提高沾黏風險。

中醫一般將子宮相關疾病視為與「腎」的功能有所關聯,認為腎主生殖,與內分泌調節密切相關。而子宮腔沾黏問題,則被認為與瘀血與痰濕循環不暢相關,進一步引發慢性發炎和組織癒合異常。

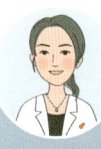

**和蓁醫師**

中醫學理中,「腎」這個字講的不單只是腎臟,而是臟腑系統功能的概念,包含了生殖泌尿系統、內分泌系統、免疫系統、下視丘-腦下垂體-腎上腺軸等所有的臟器功能。

## 嚴重延誤生機,不可不慎!

子宮腔沾黏對女性的生孕能力會造成相當不利的影響。子宮內膜基底層受損後,纖維化組織形成傷疤,缺乏正常功能的內膜,無法支持胚

胎著床。子宮腔內膜形成沾黏後，子宮腔內正常內膜面積減少，使胚胎著床的空間顯著受限。這些因素都會直接降低受精卵的著床成功率。

即使成功懷孕，由於子宮腔空間不足，可能限制胎兒發育，導致無法順利生長或長到正常胎兒的大小，增加了流產、早產的風險。

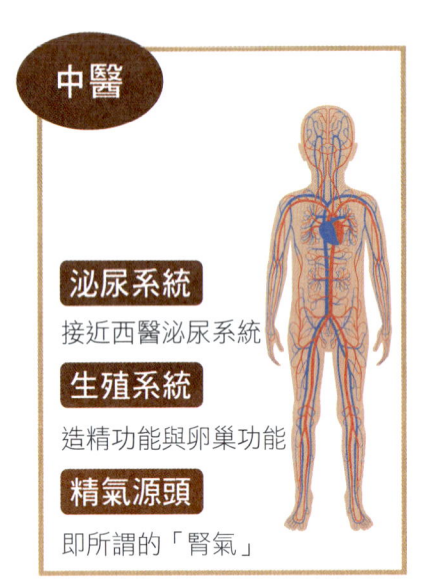

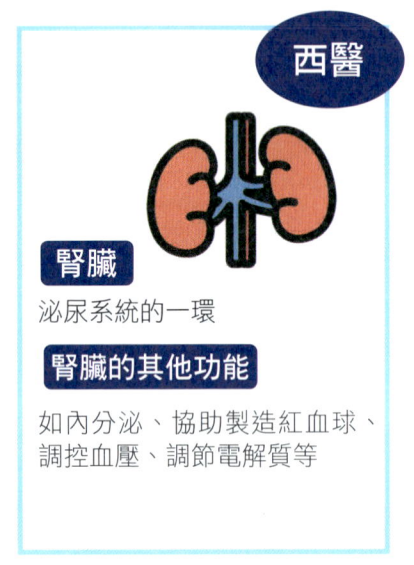

**中醫**

泌尿系統
接近西醫泌尿系統

生殖系統
造精功能與卵巢功能

精氣源頭
即所謂的「腎氣」

**西醫**

腎臟
泌尿系統的一環

腎臟的其他功能
如內分泌、協助製造紅血球、調控血壓、調節電解質等

▲ 中西醫所說的「腎」。

## 從子宮鏡到術後調理，子宮腔沾黏的療程這樣做

子宮腔沾黏的治療必須根據患者的需求和症狀進行選擇。對於無生孕需求、且月經異常對生活影響不大的患者，積極治療並非絕對必要。若患者有生孕計畫，或因月經問題，如經血量極少、繼發性停經等情況而感到困擾，則可以採取積極治療。

### ✧ 西醫的治療方案

西醫治療的核心是子宮鏡手術。手術可精準的切除或分離沾黏組織，

重建正常的子宮腔結構，為內膜修復提供必要的空間和環境，有助改善月經異常並提高生孕機率。**術後需要放置防沾黏材料（如玻尿酸或防沾黏膜）於子宮腔內，以降低再次沾黏風險。**

### ✧ 中醫的治療方案

中醫調理則以腎虛血瘀作核心病機處理，用補腎、化瘀的方式治療子宮內膜功能異常的患者。對於內膜薄或術後內膜恢復不良的患者，**中醫的針灸對增厚內膜有相當的成效**。若患者情況嚴重，例如已導致不孕，建議針刺、艾灸及中藥調理等方式可全部施作，可以在血流循環改善、子宮內膜增厚、提高子宮的功能性等方面，達到最佳療效。

子宮腔沾黏的治療十分適合中西醫並行模式，**由西醫手術修復子宮內膜，中醫後續調理恢復整體循環與功能性**。這種中西醫並行模式能有效提升患者的懷孕機率，並改善術後子宮健康。

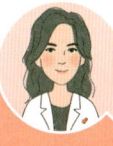

**怡萱醫師**

中醫常與西醫合作處理子宮腔沾黏手術後、內膜變薄的症狀。若患者接受了各種西醫治療效果仍不理想，特別是當受損內膜對西藥反應不佳、且不適合再手術時，可建議患者配合中醫治療。

**重點小筆記**

子宮腔沾黏主要發生原因為子宮手術與感染，造成子宮內膜結疤、癒合後形成纖維狀組織，讓內膜不再合適胚胎著床。此病症可能導致月經減少與生孕能力低落。但並非所有患者都需要積極治療，可視個人症狀與生孕需求進行醫療選擇。需要恢復生孕能力的患者，可經由子宮鏡手術分離沾黏組織，再藉中醫調理重建內膜，以達到最佳治療效果。

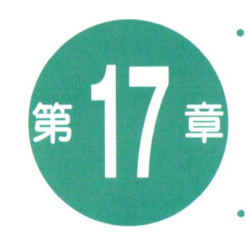

# 第 17 章 一定會癌變嗎？
## ——子宮內膜增生的類型與治療

**Q** 子宮內膜增厚或增生有何差異？對發生癌症或是懷孕，有何影響？

最近幾年我的月經都不太正常，總是滴滴答答，經期拖得很長，但量又不多。我以為這是體質的問題，沒有太在意。但最近一次情況特別糟糕，月經連續三個月都沒有停下來。醫師看超音波診斷後跟我說：「妳的子宮內膜看起來非常厚，但需要切片檢查才能確定是否只是單純增厚，或是子宮內膜增生。若是增生，就有癌變的可能。」

我其實搞不太懂，增厚跟增生有差別嗎？無論是增厚或是增生，我的月經能恢復正常嗎？我還能懷孕嗎？

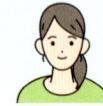

——34 歲，Kate

## 不正常出血：子宮內膜增生可能正悄悄發生

當女性出現不正常子宮出血，特別是月經量過多，經期延長，或停經後不明原因的陰道出血時，要考慮是子宮內膜增生（endometrial hyperplasia）的可能性。

在超音波或其他成像檢查中，若顯示「子宮內膜增厚」，僅是影像學上的描述，並不意味發生病變；「子宮內膜增生」則是一種組織病理學診斷，指子宮內膜腺體和基質的增生狀況發生異常，並且有癌變風險。根據病理特徵，可將子宮內膜增生分為四大類：

首先，可分為**單純型子宮內膜增生**（simple hyperplasia）及**複雜型子宮內膜增生**（complex hyperplasia）。上述兩種類型，又可依細胞是否出現異型性（atypia），再細分為典型增生（typical hyperplasia）及非典型增生（atypical hyperplasia）。

　　是否伴隨異型性是評估癌變風險的關鍵因素。**非典型增生通常被認為是子宮內膜癌的高危前兆病變。**

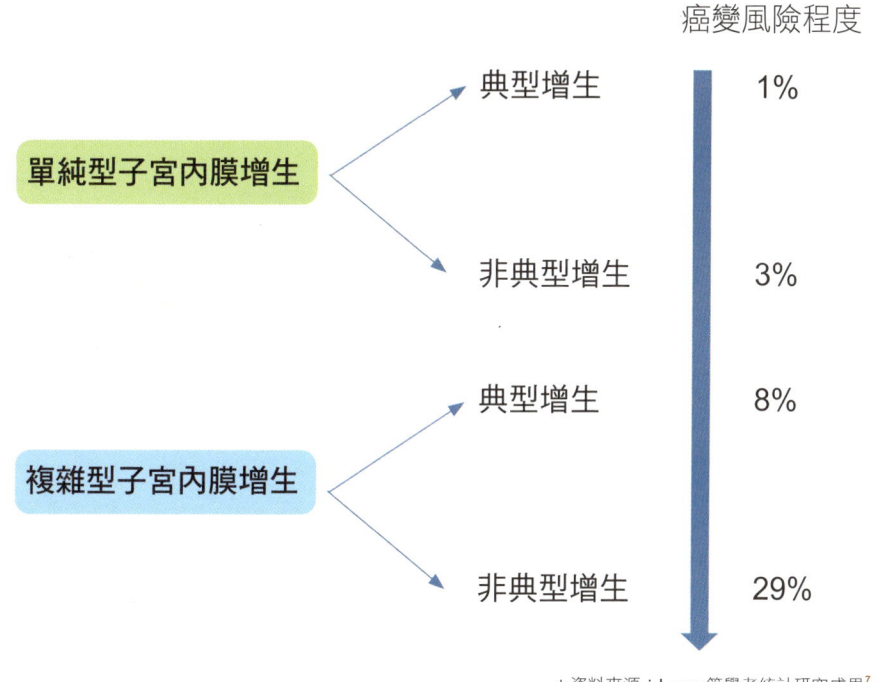

癌變風險程度

單純型子宮內膜增生
- 典型增生　1%
- 非典型增生　3%

複雜型子宮內膜增生
- 典型增生　8%
- 非典型增生　29%

＊資料來源：Lacey等學者統計研究成果[7]

▲ 子宮內膜增生的類型與其相對應的癌變機率。

　　子宮內膜增生是由於雌激素長期高濃度刺激子宮內膜，而缺乏黃體素的拮抗作用所導致的病理狀態。在正常月經週期中，雌激素主要由卵巢分泌，透過與子宮內膜的雌激素受體結合，促進內膜增生。排卵後，黃體分泌的黃體素會對內膜產生平衡調控作用，最終因為沒有胚胎著

床，黃體素及雌激素濃度下降，使內膜剝落形成月經。

當排卵功能異常或黃體功能不足時，體內黃體素濃度下降，導致內膜無法正常脫落，受到持續的雌激素刺激而異常增厚。此症狀在偏肥胖的女性、多囊性卵巢症候群患者、更年期後的女性等族群出現比例較高，主要由於**這些族群體內的雌激素濃度相對較高或代謝不平衡所致**。

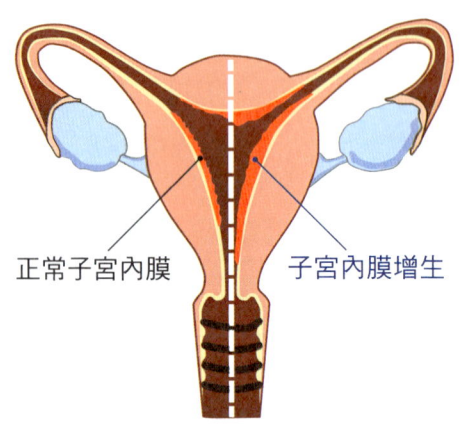

正常子宮內膜　　子宮內膜增生

▲ 正常子宮內膜與異常內膜增生的對比圖。

從中醫的角度來看，這類患者往往存在氣虛痰濕的體質特徵，指全身代謝和功能性運作減慢，導致代謝廢物易囤積，進一步演變為氣滯血瘀的表現。當腹腔循環變差時，子宮內膜的代謝廢物無法有效排出，內膜可能因此逐漸增厚。

除了月經出血的異常與帶來不便之外，子宮內膜增生也會對生孕能力有影響。

## 從不孕到癌變風險的潛在危害

子宮內膜增生的常見成因為排卵功能異常或體內黃體素分泌不足。從這兩方面來看，就不難理解：患有子宮內膜增生的女性，也常受不孕

症所苦。

首先，由於正常排卵就是懷孕的**關鍵**，若排卵不規則或受到阻礙，女性的自然受孕機率將明顯降低。其次，黃體素的主要作用是平衡雌激素對子宮內膜的影響，穩定內膜提供胚胎著床的有利環境。如果黃體素不足，內膜環境可能無法達到胚胎植入所需的條件，不適合胚胎著床。即便有正常排卵，受孕能力仍可能受到限制。

子宮內膜增生若未及時治療，除了可能降低自然懷孕機率外，也有較高的風險進一步發展為子宮內膜癌。特別是經病理診斷為「複雜型增生合併非典型性變化」的患者，癌變風險最高，須特別警惕。

子宮內膜和卵巢排卵的功能具有週期循環性，且在適當條件下具有一定的恢復與調整能力。因此，**曾經出現子宮內膜增生並不代表這種情況會永久存在**。對於計畫懷孕的女性，即便內膜增生可能降低自然受孕的機率，但經過適當治療，包括改善內分泌功能與調節排卵，內膜環境仍有可能恢復至適合受孕的狀態。積極就醫對於提升生孕機會而言，至關重要。

## 中西醫合作，有效治療子宮內膜增生

當發現患者有子宮內膜增厚現象，醫師通常會建議進行子宮內膜切片檢查，以確定病理診斷及評估癌變可能性。若同時發現有過度增生的內膜，醫師可能會建議刮除，以減少症狀或改善病理條件。

**對於子宮內膜增厚的治療，黃體素療法是常見的選擇**。黃體素能透過調控雌激素對內膜的刺激作用，抑制過度增生，並誘導子宮內膜進入分泌期變化，進而調整月經週期及維持內膜健康。在病理檢查顯示癌變風險較高（例如非典型增生）時，黃體素療法可用於某些患者作為保守

治療，但必須密切監測病變情況，並根據風險決定是否進一步採取手術治療，例如子宮切除術。

　　中醫在治療子宮內膜增生時，首先須確定患者的病情性質，針對單純增厚或異常增生採取不同療法。單純增厚的治療可採用能促進子宮內膜代謝及抑制內膜生長的藥物，使厚度恢復正常。通常療程約需要三個月以上，期間建議搭配健康飲食和生活習慣。

　　由於**內膜異常增生具癌性病變的特質，在中醫的治療上會以具有抑制腫瘤特性的中藥為主，避免病灶轉移為惡性病變**。無論治療單純增厚還是異常增生，中醫療法均建議每三個月搭配西醫定期檢查，準確了解內膜情況，以便適時調整治療計畫。

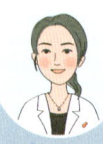

> 和蓁醫師
>
> 我有一位患者，曾經月經三個月沒有停，去婦產科檢查發現子宮內膜非常厚，幸好切片檢查後確定內膜無增生病變。她來吃中藥調理，兩個月後出血停止。由於服用西藥只要一停藥就復發出血，所以服用中藥半年之後，再以超音波追蹤，確認不再復發增厚，也沒有異常出血，才完全停藥。

## 調整生活方式，讓醫療更具成效

　　子宮內膜增生患者經過上述治療後，也應考慮透過調整生活方式來加強治療效果與避免復發，包括體重管理、飲食計畫與運動。

### 體重管理

肥胖與子宮內膜增生密切相關。建議將 BMI 維持在 25 以下，減少脂肪組織分泌不良荷爾蒙，導致子宮內膜存在病變風險。

### 飲食調理

避免攝取太多含過多雌激素的食物或保健食品,並採取地中海飲食,多攝取新鮮蔬果、堅果和優質蛋白質,改善內分泌健康。

### 適當運動

運動有助於降低體重,減少皮下脂肪和內臟脂肪堆積。同時,適當運動能增加全身血液循環,有助於防止內膜老化或異常增厚。

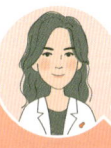

> **怡萱醫師**
> 要預防子宮內膜異常增生,建議若有月經不規則症狀,像是多囊性卵巢的患者,至少每三個月要讓月經來一次,讓內膜進行新陳代謝,同時搭配飲食跟運動。此外,體重控制也是必要的。

> **馨慧醫師**
> 以藥物治療,可避免病況惡化以及改善短期的症狀,但是需要搭配合宜的生活方式,同步增進健康。若生活方式沒有改善,就只靠吃藥,想要長期維持不復發,確實有難度。

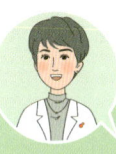

### 重點小筆記

子宮內膜異常增生是由於雌激素過度刺激,加上缺乏黃體素調控引起的內膜異常增厚,可能會導致不正常子宮出血並影響生孕能力,常見於多囊性卵巢症候群患者、肥胖或停經後婦女。內膜增生若未治療,有可能演變為子宮內膜癌,須高度警惕。

無論是中醫或西醫,子宮內膜增生治療方案的關鍵,都要先確認患者實際病況,對症下藥。中醫調理療程中,也需要搭配定期西醫檢查,觀察內膜厚度變化,以便於準確評估治療效果。同時,患者更應該積極調整生活方式與飲食,從改善根本體質著手,來預防病症復發或惡化。

# 第18章 不再是高齡相關疾病！
## ——令人聞之色變的子宮內膜癌

> **Q 什麼樣的人容易罹患子宮內膜癌？治療後，是否仍有生孕的機會？**
>
> 前陣子，因為連續好幾個月在非經期有出血情況產生，所以去婦產科就診。沒想到，居然被診斷為子宮內膜癌的第一期。這個消息對備孕中的我們來說，真的是晴天霹靂。得到這個癌症，我還有機會可以生小孩嗎？是不是一定要把子宮拿掉？我現在真的好慌張，不知道該怎麼辦⋯⋯。
>
> ——42歲，Sandy

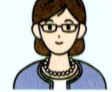

## 警惕子宮內膜癌的高風險因素與早期症狀

根據臨床經驗，子宮內膜癌最常見的初期症狀為非經期出血。若是已停經婦女於停經後再出血，更應提高警覺。尚在月經期的女性可能會出現經血量過多或經期不規則的情況。這些症狀都是患者主動就診的重要指標。

子宮內膜癌是一種發生於子宮內膜上皮細胞的惡性腫瘤。這類腫瘤是**由於細胞異常增生所引起，具有侵襲性和擴散至其他組織的能力**。目前臨床上認為的成因，**包括遺傳因子以及雌激素失衡的影響**。

以中醫觀點來說，子宮內膜癌的形成與全身性代謝失調及病理產物堆積密切相關。廣泛來說，身體的腫塊或是癌化現象，是陽虛陰盛後引

起氣滯、血瘀、濕停、毒聚等病理產物，互相牽纏勾結而形成。

　　**子宮內膜癌主要好發於更年期後的女性，被視為與高齡相關的疾病。其他高危險族群還有肥胖者、家族腫瘤病史的患者。**

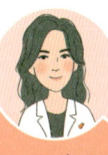

> **怡萱醫師**
>
> 　　子宮內膜癌原本是偏高齡族群的疾病，早期大部分在更年期後發生。更年期後若發生異常出血，其中首要考慮的就是子宮內膜癌。目前臨床患者逐漸呈現年輕化的趨勢，雖然更年期患者仍是主要族群，但年輕人也不應掉以輕心。

> **馨慧醫師**
>
> 　　卵巢癌跟子宮內膜癌兩者的高危險族群剛好是相反的，有一個是從未生育過，有一個是生很多胎。從未生育者罹患卵巢癌風險增高，這是因為她的卵巢從來沒有休息過；生過很多胎的婦女則是罹患子宮內膜癌的機率較高，可依自身情況留意。

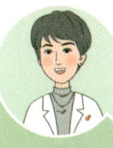

　　子宮內膜癌在早期多以非經期出血為徵兆，及早發現可有效提高治癒率。更年期後女性及高危族群，如肥胖或有家族腫瘤病史者，必須特別留意自己的身體狀況。

## 罹患子宮內膜癌，還有機會生孕嗎？

　　子宮內膜癌可能對女性的生殖功能造成影響，主要原因包括病變對子宮內環境的改變，以及治療過程中的潛在影響。

當子宮內膜癌發展至晚期，可能會干擾子宮內膜結構與功能，降低胚胎著床與發育的機率。此外，癌症治療，特別是化療和骨盆區放療等，都可能損害卵巢功能，導致卵巢功能早衰或失調。

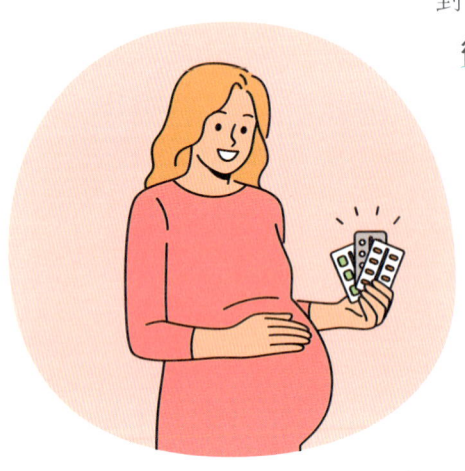

對於需要根治性治療的患者，**子宮全切除術是一種常見且有效的選擇，但將使患者不可逆的喪失生孕能力**。然而，對於早期發現、子宮僅局部受病灶影響的患者，可考慮盡早使用高劑量黃體素進行保守治療，以延續生孕功能。這些患者若能定期追蹤癌症控制情況，並於治療後借助輔助生殖技術（如試管嬰兒），仍有機會實現生孕夢想。

有生孕需求的患者應在專業醫師指導下制定個人化治療計畫，優先確保癌症的治療效果，同時盡量保留生殖能力。

## ▶ 治療子宮內膜癌，如何結合中西醫的最佳療法？

子宮內膜癌的治療以手術切除為主，以子宮全切除術最為常見，能有效清除惡性腫瘤並大幅降低復發風險。若是僅單純刮除癌細胞所在區域，因無法確保清除了所有癌細胞實際擴散範圍，復發或轉移的潛在風險較高。

對於仍有生孕需求的患者，若疾病處於早期階段，可考慮黃體素療法作為暫時性的保守治療方法，以抑制癌細胞增生並恢復子宮內膜功能，從而達成短期內懷孕的目標。

例如，TFC 臺北婦產科診所生殖中心的胡玉銘醫師曾成功處理過類似案例。該患者年紀尚輕，且在取卵授精後得到生長情況良好的胚胎。考量患者對生孕的殷切願望，胡醫師在短時間內採用高劑量黃體素療法穩定子宮內膜狀態，成功讓胚胎著床，並在專業婦癌團隊協作之下，讓患者順利完成懷孕與生產。生孕目標達成之後，由於子宮已經處於不健康狀態，且癌變風險依然存在，醫師仍會建議患者盡快進行子宮切除術，以確保長期健康。

子宮內膜癌的治療雖以西醫的手術與放化療為基礎，但在患者不同療程階段中搭配中醫的輔助療法，近年來已成為有效的整合治療模式。

在放化療期間或術後，常發生噁心、嘔吐、食慾不振及體力下降等副作用，此時中醫可以發揮輔助調理作用。藉助中藥處方與針灸療法，患者能有效恢復體力，改善食慾，減輕放化療帶來的不適。此外，中醫也有藥物可調整患者腸胃功能，增加營養吸收，以助加速術後恢復，提升患者整體生活品質。

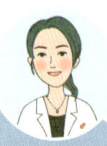

> **和蓁醫師**
>
> 我曾遇過一個60多歲的子宮內膜癌患者，進入放化療階段後，患者一直感覺到噁心想吐，吃不下，甚至伴隨全身疲倦及腹瀉不停。後來，我發現她同時在服用來路不明的水藥，這可能是導致不適症狀加重的原因。坊間流傳治療癌症的藥，大部分都是清熱解毒效果很強的藥，容易導致腹瀉，全身疲倦。若非合格醫師開立的藥方，建議患者切勿服用。

## 重點小筆記

非經期出血可能是子宮內膜癌的重要徵兆，特別是年輕患者同樣須要提高警覺。早期就醫不僅可提高治癒率，也為生孕需求保留更多的可能性。

罹患子宮內膜癌並不意味生孕完全無望。若早期發現，可與跨領域專科醫師詳細討論治療計畫，運用現代醫學對病程進行精準控制，將有機會有效平衡癌症治療與生孕需求。在手術及放化療後，可藉助中醫緩解副作用，幫助康復。

## 第 19 章 婦科疾病不必慌
### ──問診須知與醫師選擇

**Q** 出現婦科相關問題時,應該先找中醫、還是西醫?該怎麼選擇適合的醫師?

最近受到婦科症狀困擾,但先前從來沒有看婦科的經驗,也沒有熟悉的醫師,所以就先上網路論壇,看看網友推薦什麼就醫管道。我看到有網友強烈推薦號稱超有效的傳統療法;但也有人說,若吃中藥需要更小心謹慎。我也看到有人強調,一定要找大醫院,找名醫;但也有人說,小型診所也沒有不好,其中不乏有親切又認真的醫師。有人說,只要掛得到某名醫,聽他的就對了;但也有人建議,可以多看幾家,多比較。到底婦科醫師要怎麼選擇?就診時要注意什麼?我真是一頭霧水啊!

──29 歲,慕真

## 就診準備和建立正確醫療心態

婦科疾病不只帶來身體不適,甚至會影響女性生孕能力,其多數可藉由身體早期的異常症狀察覺,例如經期失調、持續性腹痛、不規則出血等。多數疾病若能及早察覺,可透過及早介入治療,恢復生孕機能與良好生活品質。除了及早就醫值得重視,就醫時的心態和資料準備,更是提升精準診斷的重要步驟。

## D 完整準備婦科健康資料，誠實與醫師溝通

醫師對於疾病的判斷，是依賴資料與證據。以婦產科而言，除了透過驗血、超音波等臨床檢查項目，醫師也需要患者提供多項資訊，這些資訊愈完整、正確，將協助醫師的診療判斷更加精準。需要患者提供的資訊包括：

### 月經情況紀錄

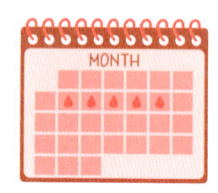

建議記錄三個月到半年之間的月經週期，包括來潮日期、經血量、經期天數、月經週期內身心症狀變化等。如果有特別不適的狀態，也應特別註明。

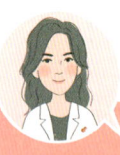

**怡萱醫師**

婦科很多症狀都與月經相關，因此記錄個人月經週期很重要，例如最後一次月經的日期、多久來一次、一次來幾天、有何伴隨症狀、是否有經期以外出血等，這些資料均有助於醫師準確診斷。

### 家族病史

多囊性卵巢症候群、卵巢癌、子宮內膜癌等疾病都跟遺傳相關，因此家族中若有婦科疾病與癌症相關病史，一定要告知醫師。完整的病史能幫助醫師迅速掌握病情背景，提升診療效率，並針對潛在風險制定更精準的治療計畫。

### 用藥情況

已經在服用藥物的患者（包括中藥與西藥），必須完整告知醫師自己的用藥情況。若對藥物搭配的安全性有疑問，應主動諮詢醫師，因為部分藥物可能因交互作用影響治療效果，甚至引發不良反應。

### 就醫紀錄與特殊情況

以往婦科相關手術紀錄、就醫結果或檢查報告，皆應提供給醫師。近期的特殊情況，如有懷孕可能性或曾進行不安全性行為等，也應如實告知醫師。

以上這些資訊會直接影響醫師的判斷與診療方案，應避免因資訊不全而延長診療過程。

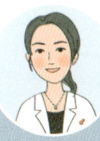

> **和蓁醫師**
>
> 曾有一位患者因月經失調來就醫，卻未坦誠自己剛進行墮胎手術，導致一開始的療程對改善病情沒有顯著幫助。墮胎跟一般調經的治療方法是完全不一樣的，除了身體本身症狀，醫療性介入所造成的影響也須一併處理。直到患者據實以告，我才能開立準確的處方，讓患者的不適症狀更快得以緩解。

## 醫病信任與耐心配合是成功治療的基礎

從多年的臨床診療經驗中，我們觀察到患者的兩個心態，對於就診成效有最顯著的影響：

### ① 積極尋求專業醫療協助

許多患者因害羞或覺得婦科檢查（例如內診、陰道超音波）過度私密，而對就診感到抗拒，僅依賴網路未經驗證的資訊自行診斷，或尋求論壇網友建議來處理健康問題。這樣的拖延往往造成錯失早期治療機會，延誤診療，甚至導致病情惡化。專業診療不可替代，患者應克服羞怯，及時配合內診和其他必要檢查，提升精準診療的效率。

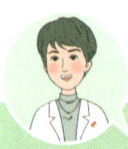

> **馨慧醫師**
>
> 我曾遇過一位50幾歲、已停經的患者，她的症狀是分泌物多且有異味。這位患者因為覺得不好意思，擔心是自己清理不乾淨所致，拖了一年多才來就診。經診斷後發現她是子宮內膜癌。遺憾的是，由於先前的拖延，她已錯失早期治療黃金期。所以，千萬不要因為害羞而不就醫，反而喪失恢復健康的機會。

### ② 對檢查與治療有耐心

婦科病症的診斷與治療，通常無法在一次門診就完成，可能需要多次檢查才能蒐集到足以診斷的依據，療效也需要時間才會逐步顯現。中醫療程尤為如此，通常需要患者每 1～2 週或在特定時間回診，讓醫師根據病況進展來調整用藥方案。患者應理性看待療程進展，理解治療需要時間，並在此期間與醫師積極合作。

正確與全面的資訊有助於醫師作出精確診斷與治療，而患者的配合與信任能顯著提升療效。在雙方彼此信任的情況之下，達成良好的溝通，將更有機會使患者獲得理想的治療結果。

無論選擇先看中醫或西醫，做好就醫準備都是治療的基石。

## 1+1 如何大於 2？中西醫合作診療的優勢

婦科疾病的治療，往往需要兼顧疾病本身的處理與患者生活品質的維護。因此，中西醫結合診療的模式，成為極具潛力的選擇。

**西醫擅長運用外科手術直接清除病灶（如子宮肌瘤、卵巢囊腫或息肉），或用放療、化療來清除轉移的癌細胞。**這些方法可快速清除病變問題，迅速緩解症狀，甚至減少日後復發機率。不過，與此同時，手術也可能帶來嚴重的不適感，如手術部位的疼痛或發炎反應，或者在放療與化療之後，造成患者食慾或體力的低下。

**手術後若採用中醫的針灸、藥方調理，可幫助患者減輕副作用，盡快恢復體力，並在一定程度上有助於降低疾病復發的可能性。**

中醫除了在西醫手術後協助康復，也可在術前就採用中西醫結合的作法。例如，先透過中醫調理改善全身狀況，強化患者的體質，再進行動刀手術，會有助於加快術後的復原。

婦科疾病的治療通常是一個持續的過程，病情在不同階段需要不同的治療與調理策略。中西醫的協作，能兼顧醫療考量與生活品質需求。有一部分病症，西醫可以快速緩解症狀，例如用止痛藥、避孕藥緩解經痛，但較缺乏根除病因的完善方案。相對而言，中醫理論是以辨證施治為基礎，通過望、聞、問、切，全面評估患者的體質與病情推斷病因，可提供針對性的藥方與療程。

也因此，中醫對「調經」相當重視。中醫認為，月經的調節與氣血運行與臟腑功能密切相關，可根據不同體質提供針對性的調理方案。比方說，可以透過藥物、針刺、艾灸等多元的治療方式，有效改善月經失

調、月經不順等症狀。

對於許多婦科疾病，中西醫結合能發揮互補優勢：患者可與醫師討論，選擇適合的治療計畫。

## 選擇合適的才是關鍵！

無論是中醫還是西醫，選擇的核心在於專業與安全。選擇專業中西醫機構是確保健康管理有效的第一步。注意以下幾個重點，能幫助妳做出實用且可靠的選擇：

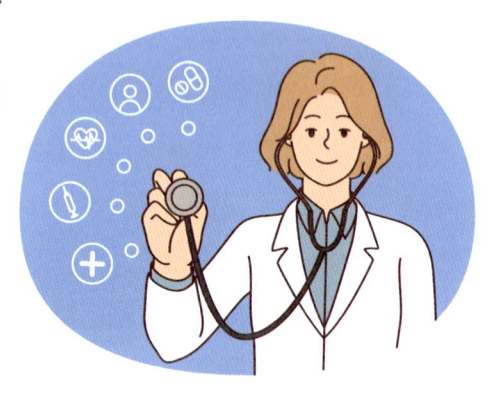

### ✧ 選擇合格的醫療機構

具備醫療執照的醫院或診所，在專業度與安全性上都能得到保障。患者可通過衛生福利部的「醫事查詢系統」，確認醫療機構與服務醫師的執業資格。這項判斷在中醫選擇上特別重要。此外，醫療機構是否有能相互配合的專業中西醫團隊，也是衡量是否真正可實踐整合醫學能力的重要依據。

### ✧ 不盲從知名度

醫院的知名度並非評估其實力的唯一標準。有些機構可能因行銷廣告而知名，但患者應結合專業評價、實際診療效果及過往患者的回饋等，進行綜合判斷。親友或其他患者的經驗分享，能提供有價值的參考資料，尤其當某醫療機構獲得多數推薦時，其專業性和治療效果更具可信度。患者也可透過自身的就診經歷，觀察醫師的專業水準及診療風

格，評估是否符合自身需求。畢竟對每位患者而言，「好醫師」的標準可能各有不同。

### ✧ 理解醫療分級模式

現代醫療強調分級診療，若非明顯且急迫的重症，患者應先至基層醫療機構就診。在台灣，超音波、血液檢查及尿液檢查等基礎病理性檢測，在一般基層婦科診所都可完成，能為患者提供便捷的初步診斷。當基層診所發現患者問題較為複雜且無法處理時，會將其轉診至更高級別的專科醫院或大型綜合醫院。這種分級診療模式有效提升了診療效率，並合理分配資源，同時確保重症患者能接受符合需求的專業治療。

### ✧ 建立家庭醫師關係

找到一位值得信賴的醫師，並與其建立長期醫患關係，對於疾病的診治與後續追蹤至關重要。醫師能對患者的病史、健康需求有深入了解，提供更個人化的診療服務。選擇醫師時，可以觀察是否能與對方建立信任。建議患者可嘗試就診 1～2 次，若能感受到醫師對患者的重視與深入了解病情的意願，這應該就是一位值得長期信任的醫師。

**重點小筆記**

婦科患者就診時，若能完整準備婦科健康資料，並誠實與醫師溝通，將有助醫師診療的精準度。診斷常需要多次檢查，療法也需要時間展現成效，因此患者的信任與耐心配合，極為重要。

中醫與西醫在婦科疾病的治療上各有長處，且現今雙方的合作互補已日益成熟。此外，患者可在確認醫事人員與機構具備執業資格的前提下，選擇符合醫療需求、能深入了解患者需求、並能建立信任的醫師，以提升治療與維護健康的成果。

# Part 3

# 不孕症診斷與治療
## ── 中西醫合療指南

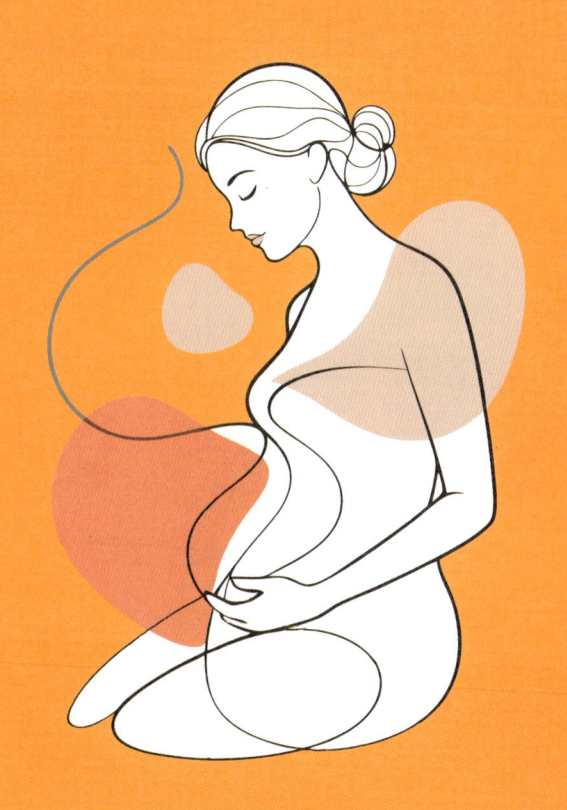

# 第20章 揭開不孕症面紗
## ——解析造成不孕的關鍵原因！

**Q 我竟然是不孕症患者！如何能提早發現與治療？**

我和先生結婚四年來都沒有避孕，想說「順其自然」就好。直到最近家裡人催著生小孩，我們才去做了檢查。沒想到檢查後，醫師指出我的單側輸卵管阻塞，並且有可能要接受人工生殖！當下我愣住了，不知道身體是出了什麼問題？我先前為什麼沒有早點發現？能透過中醫或西醫的治療，恢復我的生孕能力嗎？

——38歲，雨瑄

對大多數人而言，懷孕與生產是一項重要的生命實踐。孩子的到來不僅為家庭注入歡樂，也加深了夫妻之間的連結，使人生更加完整。但是，近年來有生育困難的伴侶愈來愈多，也帶來了莫大壓力。

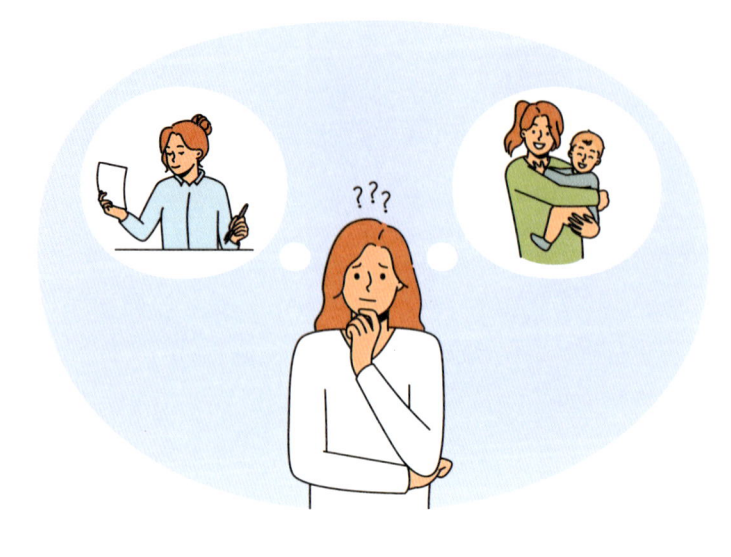

在 Part 1 與 Part 2，我們介紹了經期異常與婦科疾病，其中也已對生孕能力受到的影響與干擾因素有所剖析。總結先前的探討，因生殖系統疾病主要造成女性不孕的因素，大概有以下幾種原因：

### 排卵功能障礙

排卵功能異常是造成女性不孕最常見的原因，例如卵巢早衰、多囊性卵巢症候群，其可能是卵巢本身有問題，或是荷爾蒙失調所導致。

### 子宮問題

子宮腔沾黏、子宮息肉、子宮肌瘤等，都有可能損害子宮正常環境，妨礙胚胎著床。

### 輸卵管問題

輸卵管水腫、輸卵管部分或完全阻塞，可能阻礙精子與卵子結合成受精卵，或者無法將受精卵順利運送至子宮腔，導致女性懷孕困難。

### 其他婦科疾病

子宮內膜異位症（巧克力囊腫、肌腺症）、慢性內膜炎等，都有可能造成不孕。

## 別讓順其自然成後悔，何時該認真面對不孕？

除了上述原因外，影響女性生育是關鍵的因素其實應該是**「年齡」**。隨著現代社會變動快速，許多人因追求事業或個人發展，選擇延後婚育，但往往忽略了身體生育的先天限制。

年輕健康的體態可以透過各種方式來改善及維持，然而外表的良好狀態可能無法和體內的卵子質量劃上等號。隨著年齡增長而衰退的卵巢功能和生孕力，是不可逆的自然規律。卵子數量逐漸減少，加上卵子品質同步下降，不僅增加不孕的機率，高齡婦女若成功懷孕，胎兒染色體異常的風險也會增加。

根據世界衛生組織（WHO）的定義，伴侶間有正常的性生活，且沒有採取任何避孕措施，經過一年後沒有懷孕，就能稱為「不孕症」。

然而，這一診斷標準並非一成不變，還需要考量年齡因素的影響。不同年齡的觀察期不同，若符合以下狀況卻沒有懷孕，建議及早求助醫師檢查生孕力：

| 女性年齡 | 有規律且沒有避孕的性生活時間 |
| --- | --- |
| 35 歲以下 | 一年 |
| 35～38 歲 | 半年 |
| 38～40 歲 | 三個月 |
| 40 歲以上 | 盡快就醫 |

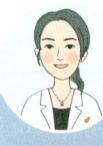

**和蓁醫師**

成年女性無論年紀，建議可以每兩年抽血檢驗與生育相關的荷爾蒙，評估卵巢功能。若在35歲以前尚未有生育計畫，可考慮盡早凍卵，趁年輕時的卵子品質較好，也較容易一次取得未來懷孕所需的卵子數量，有助於未來的生育安排。

## 不孕症評估：從自我觀察到專業檢查

許多人以為月經正常，就意味著生孕能力正常。然而，實況並非如此。即使月經看似規律，也無法保證卵巢一定有排卵。例如，若濾泡期變短，黃體期變得過長，雖然表面上月經週期仍是 28 天，但實際排出的卵子可能不夠成熟、健康。

對於沒有生孕計畫的女性而言，有沒有簡易的方式，可以及早評估自身的生孕能力？答案是：有的！

女性可以透過以下這兩種方法，在家觀察自己的排卵狀況，並連續監測三個月。收集的數據不僅能幫助掌握自身排卵情況，亦可提供給醫師做為參考。

### ✧ 測量基礎體溫

測量基礎體溫（basal body temperature, BBT）可以幫助女性了解自己的月經週期，特別是排卵的時間。由於女性的體溫會隨著生理週期變化，正常排卵前，體溫較低；排卵後，體溫會上升約攝氏 0.5 度，並且持續 12～14 天的高溫。如果一個月的週期中有明顯高低溫的差異，表示當週排卵機率高。

操作上，須先購買可測量小數點後兩位的基礎體溫計。每天早晨醒來後、尚未活動及如廁前，立即測量體溫，將每日數據記錄在基礎體溫表中，觀察週期內的溫度變化。

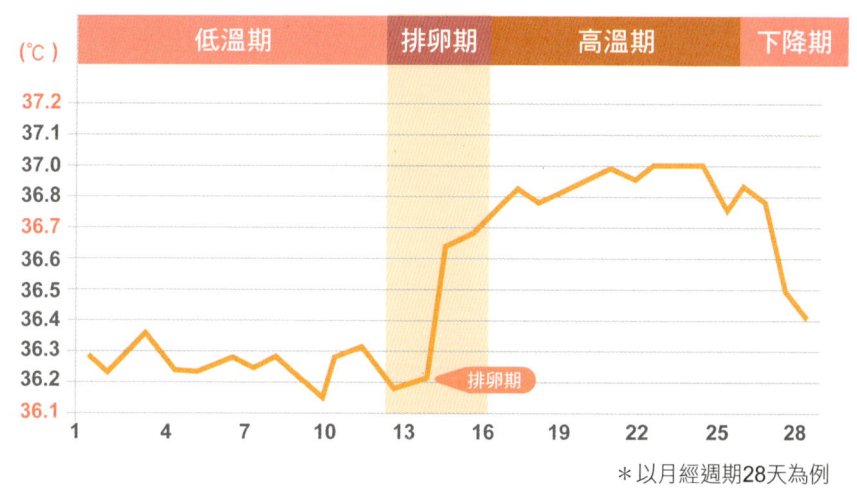

\*以月經週期28天為例

▲ 從基礎體溫表紀錄可以了解體溫的高低差異，預估排卵時間。

### ✧ 使用排卵試紙

排卵試紙是藉由檢測尿液中黃體刺激素（LH）的濃度，判讀試紙上的顏色深淺變化，來判斷排卵日，通常從月經第 10 天開始檢測，每天同一時段測量，連續檢測約一週。

不過，排卵試紙的準確性因人而異，特別是多囊性卵巢症候群患者，試紙可能經常顯示兩條淡淡的線，但是實際上並未排卵，因此容易造成誤判。

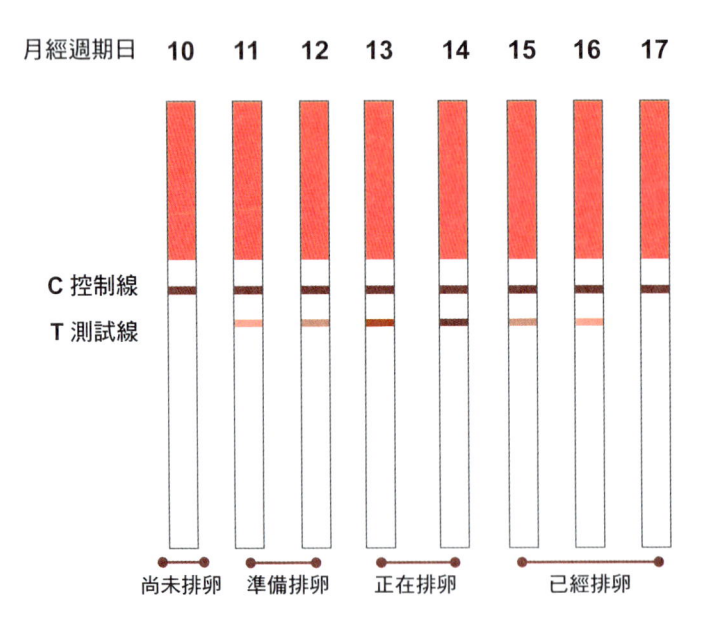

▲ 從排卵試紙上 T 測試線的顏色深淺，可幫助判讀排卵情況。

以上是兩種可以自行在家檢測的簡易方法。然而，若使用這些方法無法明確觀察到排卵訊號，對檢測結果存在疑問，或因年齡等因素無法延遲懷孕計畫，建議及早就醫諮詢，並透過以下專業的不孕症檢查項目，來獲取更為精準的數據。

### ✧ 超音波

超音波是婦產科醫師最重要的影像工具，可以檢查子宮內外結構、卵巢、胎兒發育等及各種病兆。超音波可分成經腹部、經陰道、經肛門做檢查。腹部超音波將探頭放於腹部皮膚，檢查時，患者須膀胱脹尿，解析度相對較差；陰道超音波則因探頭深入陰道，能提供高解析度的影像，是首選的檢查方式。

### ✧ 女性荷爾蒙檢查

人體與生孕相關荷爾蒙有許多種，以下這幾種荷爾蒙和月經週期有很大的關係。因此，判讀時也要根據當時的情況。

- 雌激素：其中最重要的是雌二醇（estradiol, E2），主要由卵巢分泌，其濃度高低會隨著月經的不同時期而有所改變，在引卵療程中可反應出卵泡的成熟度。
- 黃體素（**progesterone**）：黃體素由卵巢製造，主要作用在促使子宮內膜穩定，以利胚胎著床及發育。黃體素不足會造成月經失調、不容易受孕，或是在懷孕後發生流產、早產等。
- 濾泡刺激素（**follicle stimulating hormone, FSH**）：由腦下垂體前葉分泌的荷爾蒙，能促使卵泡發育長大及成熟，可作為評估卵巢功能的指標。通常在月經週期第三天檢驗，數值愈高，表示卵巢功能愈差。
- 黃體刺激素（**luteinizing hormone, LH**）[*]：同樣由腦下垂體前葉分泌的荷爾蒙，與 FSH 同時作用，會促進卵子成熟及誘發排卵。

---

[*] 關於雌激素、黃體素、FSH、LH 的作用，請參閱頁 60 的詳細說明。

下列三種荷爾蒙檢測時，不必配合月經週期，隨時都可以抽血檢查：

- 抗穆勒氏管荷爾蒙（**AMH**）：檢測卵巢中可用卵子的儲備情況。
- 泌乳激素（**prolactin, PRL**）：泌乳激素於產後和承受壓力時都會升高，過高時會抑制排卵，造成排卵異常。當泌乳激素過高，如數值大於 100 ng/mL 時，必須進一步檢查是否有腦下垂體腫瘤。
- 甲狀腺功能：甲狀腺素與卵巢濾泡分泌荷爾蒙有關。甲狀腺功能異常，不論是亢進或低下，都會導致排卵障礙，也會增加早期流產的風險。

## ✧ 輸卵管攝影檢查

輸卵管阻塞也是不孕症的重要原因之一，且臨床上無明顯自覺症狀。輸卵管攝影（hysterosalpingography, HSG）在不孕症的檢查中相對具侵入性且較不舒服，但是唯一一項不用手術即可評估輸卵管是否通暢的檢查。

檢查時，醫師會將顯影劑注入子宮腔，使顯影劑流入輸卵管和骨盆腔，並藉由 X 光影像確認輸卵管是否通暢。有些人在過程中可能會感到輕微的不適或疼痛，少數情況下可能發生感染或過敏反應；嚴重者，可能會因為嚴重疼痛而需要就醫打針，以緩解不適。

## ✧ 子宮鏡檢查

子宮鏡又被稱為「婦產科醫師的第三隻眼」，醫師可透過子宮鏡，清楚目視到患者子宮內環境和病灶，包括子宮腔息肉、黏膜下子宮肌瘤、子宮內沾黏等。

發生反覆性流產、反覆胚胎著床失敗、不明原因不孕或子宮異常出血等情況的患者，也可以利用子宮鏡檢查找尋病因。檢查通常安排在月

經剛結束至排卵期前進行，也就是月經的第 7～11 天。

子宮鏡分為**診斷性子宮鏡**和**手術性子宮鏡**。少數患者做診斷性子宮鏡檢查時，過程中可能會感到下腹悶漲；而手術性子宮鏡則少數會有出血、子宮穿孔、感染等併發症。儘管如此，子宮鏡仍被視為是相對安全且快速的檢查工具。

## 男性不孕症：被低估的重要因素

在不孕議題中，男性的角色同樣不容忽視。受傳統觀念影響，男性不孕問題在台灣往往被低估。但基於臨床觀察，**男性患有不孕的比率其實與女性不相上下**，而且男性不孕症的原因也是多樣且複雜，常見因素有以下幾種：

① **精液異常**：精子稀少、畸形和無力。

② **射精異常**：包括勃起障礙、逆行性射精以及不明原因，或由神經損傷引起的不射精症等，皆會造成男性不孕。

③ **無精症**：無精症分為**阻塞性**及**非阻塞性**，前者如結紮、副睪丸或輸精管發炎，後者則包括腦下垂體性腺激素分泌不足、泌乳激素過高、克林費特氏症（Klinefelter's syndrome，或稱 47XXY 症候群）、腮腺炎性睪丸炎等。

④ **免疫性男性不孕**：某些男性體內可能產生抗精蟲抗體，導致本身精子功能受損，活動力下降，影響精子對卵子的受精能力。

⑤ **環境及生活型態**：長期酗酒、抽菸、熬夜、穿著過度緊身的褲子、過度悶熱等，都容易影響精蟲狀態而導致不孕。

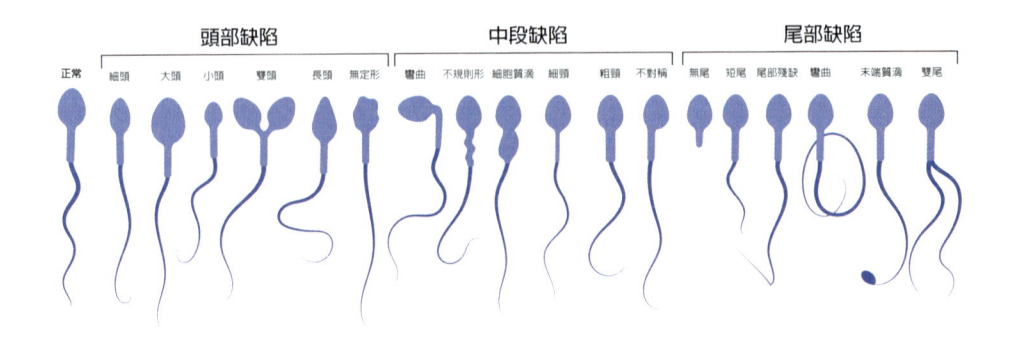

▲ 正常精蟲與異常精蟲形態。

此外，雖然年齡對男性不孕的影響不像對女性那麼直接，但高齡者的精子仍可能對懷孕和胎兒健康產生一定影響。畢竟，精子、卵子是胚胎形成的基礎，**高齡者的精子更容易出現精子 DNA 碎片化，以及 DNA 甲基化異常等內在遺傳物質方面的問題**，胎兒異常或罹患相關遺傳疾病的機率，也會因而增加。

男性不孕症往往缺乏明顯症狀和徵兆。精子濃度低、活動力和形態不良、荷爾蒙的問題等，都必須透過專業的精液分析與抽血檢驗才能得知，難以在日常生活中察覺。因此，男性在備孕過程中也應重視自身在生孕上的角色。長時間未成功懷孕的情況下，男性應與伴侶及早一同就醫檢查。幸運的是，現代生殖醫學結合泌尿科專業，對大多數男性不孕症都已有解決之道。

| 精液品質標準 ||
| --- | --- |
| 精蟲濃度 / ml | 1,600 萬隻 |
| 活動力 | ≧ 42% |
| 形態 | ≧ 4% |
| 每次精液 | ≧ 1.4ml |
| 精蟲總量 | 3,900 萬 |

*資料來源：WHO

▲ 男性正常精液的標準。

* WHO laboratory manual for the examination and processing of human semen. 6th ed.

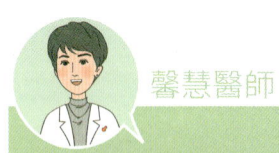

> **馨慧醫師**
>
> 雄性激素偏低的男性在日常生活中，可能會出現性慾降低、勃起困難、體重持續增加、睡眠品質變差等症狀。雄性激素偏低也會影響男性的生孕能力，建議可到門診進行評估。

男性不孕症原因中，屏除器質性的因素之外，在功能性異常、精液品質差、不明原因等方面的問題，中醫都能介入處理。根據多篇實證研究指出，中醫的針刺療法與中藥治療，均能有效提升男性生孕力，特別是在改善精蟲的活動力、完整性及數量等方面。[8,9]

中醫在診療男性不孕時，大致上將體質分為四大類型：**氣鬱型**、**陽虛型**、**氣虛型**和**痰濕型**。氣鬱型患者多見於緊張不安、胸悶失眠等情緒與睡眠問題；陽虛型則表現為精神不振、畏寒怕冷、四肢冰涼，並可能伴隨浮腫和腹瀉；氣虛型以氣短乏力、疲勞無力及免疫力下降為主；而痰濕型容易感到肢體沉重，通常與肥胖和代謝性疾病相關。

中醫針對這些不同體質，採取辨證施治的方式，全面調理患者的體質，藉此提升整體健康，改善生孕力。

## 中西醫整合治療，提升成功率

當檢查結果顯示有不孕的相關問題時，不少患者會面臨要先看西醫，還是先找中醫調養的抉擇。事實上，不孕症的治療方式並非單選題，中西醫整合治療是當前的重要趨勢，各有擅長的領域，能夠相輔相成。

根據一項針對 1800 多位不孕婦女的案例分析研究顯示[10]，與單純使用西藥治療的受試者相比，使用中藥調理的受試者成功懷孕的比例高

於前者，可在四個月內將懷孕率提高兩倍。其中，中醫的月經週期療法對於改善女性不孕症的成效極佳。

如果將人體比喻為一座工廠，生育過程便如同一條緊密協調、環環相扣的生產線。其中，西醫擅長精細拆解生產線的每個步驟，找出問題所在，並修復出現故障的設備；中醫則注重工廠整體管理機制的調整與優化，從全局出發改善運行效率。兩者相互配合，不僅能解決單一問題，還能提升整體系統的正常運作與穩定性。

換句話說，**西醫能針對器質性的病變進行精確診斷**，迅速提供治療方案；**中醫則著重於患者體質的調整**，間接促使特定疾病得以痊癒或減輕症狀。兩者相結合，往往可以達到最佳效益。

**在中醫的觀點中，不孕與脾、肝、腎三個臟腑息息相關**，女性月經週期本身就是陰陽消長、陰陽轉化的一種規律。濾泡期屬陽消陰長期，排卵期重陰轉陽，而黃體期屬陰消陽長期。不同階段也會反應在脈象變化上。如果患者的脈象未如預期出現變化，可能暗示著荷爾蒙失調。此時，中西醫結合尤為重要，建議配合西醫抽血或超音波檢查，進一步了解生理狀況。

再以治療多囊性卵巢症候群患者的不孕症為例，西醫會使用催經藥、排卵藥等，促使月經來潮；中醫則以整體調理痰濕血淤的體質為主，並結合飲食、作息、壓力調整，幫助患者恢復自發性排卵與規律的月經。

綜上所述，中西醫在不孕症治療上各有優勢，如同工廠的運作缺一不可，透過中西醫整合治療，能為患者打造更全面的治療策略。

**怡萱醫師**

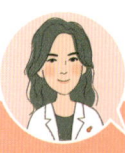

在不孕症的檢查與病因診斷中，建議以西醫為主。為確保治療的安全性與療效，患者應主動告知西醫師與中醫師，自己服用的西藥與中藥，以及採行的治療方案為何，以便醫師進行充分評估，避免藥物發生交互作用，影響療程。

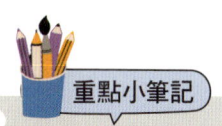

### 重點小筆記

不孕症的成因複雜多元，涵蓋女性排卵、子宮和輸卵管問題，以及男性造精功能、精子品質異常等。其中，對於女性而言，年齡是影響生孕力的關鍵因素之一，因卵巢功能與卵子品質隨年齡增長逐漸下降。建議35歲以上高齡夫妻，如果備孕超過半年沒有消息，就要就醫檢查。

在診斷與治療不孕症時，中西醫各有所長，整合治療是當前趨勢。西醫擅長精準診斷，以及處理器質性的病變；中醫則著重調整體質和陰陽平衡調整。在妥善的溝通與合作下，中西醫整合治療能全方位改善生殖功能與整體健康，讓夫妻求子的過程更加順利。

## 生育檢查 check list

- [ ] 月經週期是否規則？
- [ ] 輸卵管是否暢通？
- [ ] 子宮腔構造是否正常？
- [ ] 子宮是否有中膈？
- [ ] 子宮內膜厚度？
- [ ] 子宮頸黏液會不會過於濃稠？
- [ ] 精液濃度是否正常？
- [ ] 精子活動力數值多少？
- [ ] 精子形態是否有異常？

## 第 21 章 跨出不孕症治療的第一步
## ——藥物輔助治療與人工授精

**Q 不孕一定要做試管嬰兒嗎？有沒有比較單純的治療方式？**

> 我從青春期開始月經就不太規律，但一直覺得這只是身體的小毛病，沒有太放在心上。結婚兩年後，遲遲沒能懷孕。我聽說，如果超過一年沒有懷孕，就應該去檢查。
>
> 但是，我不想去看不孕症，因為只有要做試管嬰兒的人才要看不孕症。再加上，我們現在沒有這個預算，也覺得夫妻倆都還年輕，沒這麼急迫。我想，不如就先吃吃藥，改善一下月經，其他就再看看吧？
>
> ——29 歲，Rita

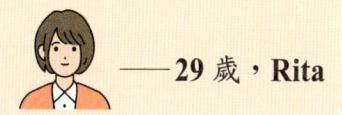

　　面對不孕症，許多人誤以為做試管嬰兒是唯一的治療選項。其實，不孕症治療依介入程度分為三種：**藥物輔助治療（timed sexual intercourse, TSI）**、**人工授精（intrauterine insemination, IUI）**、**試管嬰兒（in vitro fertilization, IVF）**。醫療團隊則會根據患者的個別狀況、身體條件與病因，提供最適合的治療方案。

　　在這一章中，我們將說明介入程度較低的兩種療程：**藥物輔助治療**以及**人工授精**。

| 治療方法 | 藥物輔助治療 | 人工授精 | 試管嬰兒 |
|---|---|---|---|
| 適用／必要採用條件 | • 必須能正常行房<br>• 先生的輸精管通暢，且精液品質正常<br>• 太太雙邊輸卵管通暢，排卵機能正常 | • 已嘗試多次簡易藥物輔助受孕，但均失敗的夫妻<br>• 太太輸卵管至少一邊通暢，且沒有嚴重骨盆腔沾黏問題 | • 評估人工授精成功率低<br>• 多次嘗試人工授精失敗<br>（對患者身體必要條件限制最少） |
| 醫療介入程度 | 非侵入 | 中等（可能須施打排卵針，以及進行注入精液手術） | 較高（須施打排卵針，進行取卵及植入胚胎手術） |
| 就診次數 | 約2～4次 | 約2～4次 | 至少5～6次 |
| 每輪療程花費<br>（以西醫治療為主） | 約1萬元 | 約3萬元 | 約15～25萬 |
| 成功率<br>（以35歲婦女為統計） | 低，約10～15% | 中，約10～20% | 高，大於50% |

＊資料來源：本書作者團隊整理。

▲ 三種不孕症治療方式的差異。

## 藥物輔助治療解決排卵異常，提升自然受孕機率

　　口服排卵藥促進排卵是最常見的藥物治療方式，其優勢是不具侵入性，且費用價格相對較低。對於希望先嘗試自然懷孕的夫妻，或對侵入性治療心存抗拒的患者，普遍接受的程度較高，能降低患者的心理壓力。適用情境如下：

- 初步檢查正常。女性雙側輸卵管暢通，男性精液品質正常。
- 輕微排卵功能異常。

在此類療程中，醫師會開立口服排卵藥，讓女性患者每個週期多排1～2顆卵。常用的排卵藥物包括：

- **傳統排卵藥**：Clomid，中文名稱為「快樂妊錠」或「喜妊錠」。其結構和雌激素近似，影響腦下垂體前葉持續釋放 FSH 與 LH，以此刺激更多卵泡成熟，適合排卵異常的患者使用。
- **新型排卵藥**：Letrozole，中文名稱為「復乳納」。該藥的主要作用是阻斷卵巢內男性荷爾蒙轉化為女性荷爾蒙，使 FSH 增加，促進更多卵子成熟，適合排卵異常和多囊性卵巢症候群患者使用。

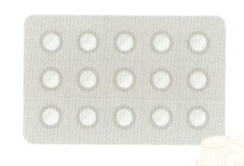

無論患者使用哪一種排卵藥，都必須在醫師的專業指導下進行。醫師會根據患者個別情況決定用藥與劑量，後續再安排超音波檢查，追蹤卵泡的成熟狀況，評估療效。當卵泡足夠成熟，醫師將根據檢查結果來建議最佳的同房時間。

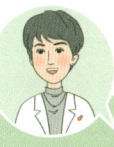

> **馨慧醫師**
>
> 排卵藥雖能提升排卵數量，但卵子的品質仍深受生活習慣影響，不能只依賴藥物，而忽視生活作息的重要性。長期處於壓力狀態、經常熬夜、飲食不均等不良習慣的情況之下，都會影響卵子健康、品質和數量。

藥物輔助治療作為不孕症治療的基礎療程，為患者提供一種較簡單的選項。透過藥物的精準使用，專業的監測以及生活習慣的配合，有不少排卵異常的患者僅靠著口服排卵藥，便取得突破。

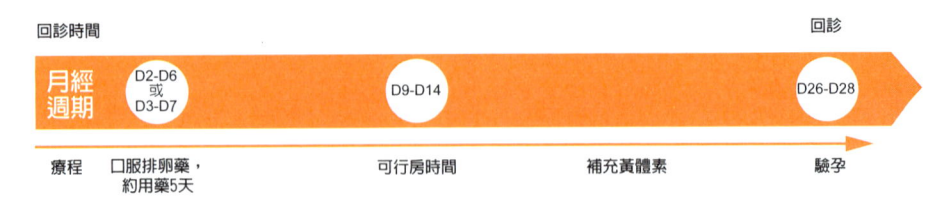

| 月經週期 | 回診時間 D2-D6 或 D3-D7 | D9-D14 | | 回診 D26-D28 |
|---|---|---|---|---|
| 療程 | 口服排卵藥，約用藥5天 | 可行房時間 | 補充黃體素 | 驗孕 |

▲ 藥物輔助治療時間軸。

在中醫輔助治療方面，由於中藥不具有高濃度萃取荷爾蒙的作用，因此治療目標並非立即促使排卵，而是專注於**改善致使排卵功能失調的根本原因**。這些原因可能包括**肥胖、自律神經失調、失眠、飲食不均衡、甲狀腺功能異常及高泌乳素症**等。

中醫透過祛濕除疾、理氣安神、疏肝健脾等治療手法，讓人體的生理機能恢復協調與平衡，進一步促進內分泌調節與排卵功能恢復正常。然而，如果治療未見成效，也不必氣餒，根據患者不同的情況，還能採取更積極的治療策略——人工授精。

## 人工授精解決輕度男性不孕，侵入性較低

當初步的藥物輔助治療無法幫助患者成功懷孕，抑是男性本身存在輕度精液品質問題或性功能障礙時，下一步可以嘗試人工授精。透過誘導排卵，最後將篩選後、品質優良的精子，直接注入女性子宮腔內，以達到成功懷孕的目的。適用情境如下：

- 單側輸卵管阻塞或沾黏。
- 精蟲數量少或活動力差。
- 輕度子宮內膜異位。
- 輕微排卵異常。
- 性功能障礙。

人工授精並非適用於所有不孕情況，須滿足一定的條件才能提高成功率：

- **女性**：至少一側輸卵管暢通。
- **男性**：精蟲濃度起碼要達到每毫升 1600 萬隻水準，總量應達 3900 萬。若精蟲總數雖未達理想標準，但活動力良好、能正常游動的精蟲超過 500 萬隻，經醫師評估，仍可嘗試人工授精。

人工授精的流程通常從女性月經週期的第二或第三天開始，醫師會評估狀況給予適量排卵藥物（如口服藥、針劑）進行排卵誘導，刺激較多濾泡同時發育（理想狀態 5～7 顆）。中間再藉由超音波監測及血液荷爾蒙濃度，掌握卵泡的發育情況，並在適當時機注射破卵針，排出成熟的卵子。

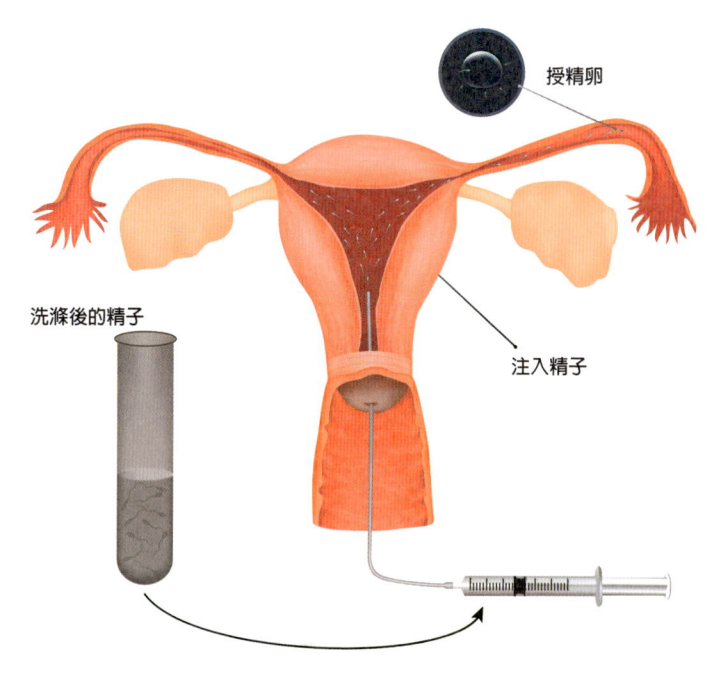

授精卵

洗滌後的精子

注入精子

▲ 將篩選後的精子注入子宮腔來完成人工授精。

隨後，依約定時間由丈夫取精；精子經過實驗室處理洗滌後，篩選出品質和活動力較好的精子，以導管注射至妻子的子宮腔內，促使精子與即將排出的卵子順利相遇。全程不需要麻醉，過程類似於內診，約5～10分鐘完成。

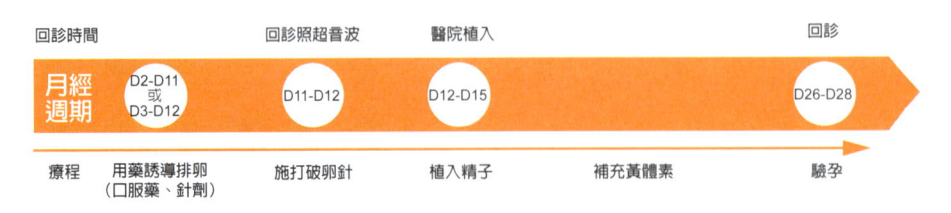

| 月經週期 | 回診時間 | 回診照超音波 | 醫院植入 | | 回診 |
|---|---|---|---|---|---|
| | D2-D11 或 D3-D12 | D11-D12 | D12-D15 | | D26-D28 |
| 療程 | 用藥誘導排卵（口服藥、針劑） | 施打破卵針 | 植入精子 | 補充黃體素 | 驗孕 |

▲ 人工授精治療時間軸。

儘管人工授精是負擔較輕的治療方式，但成功率相對較低。一般而言，夫妻年齡低於 35 歲、且一切條件皆處於理想的情況下，成功率約為 15～20%。隨著患者年齡增長以及精子條件不佳，成功率也會隨之降低。

此外，人工授精療程中須特別注意卵巢受到過度刺激的風險。倘若發生嚴重狀況，將導致卵巢腫大、腹脹，甚至會出現腹水、胸水、肺部積水等狀況。若患者成功懷孕，上述症狀還有可能加劇。

為降低風險，醫師會視情況判斷，當人工授精療程超出預期，出現卵泡顆數過多的情

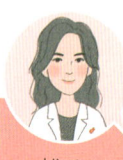

**怡萱醫師**

排卵針劑雖然能有效提升成熟卵子的數量，但另一方面，排卵數目增加也有可能導致無預期多胞胎的風險。有些國家甚至嚴格規定，若術前卵泡太多，必須取消人工授精療程。因此，在女方進行誘導排卵時，藉由超音波監測來掌握卵泡的發育情況，尤為重要。

況時，會建議取消或改成試管療程，以避免後續出現嚴重的併發症。

在人工授精療程中，中醫的輔助重點可分為兩個階段：

① **誘導排卵階段**：從中醫的生理觀點，誘導排卵讓多顆卵子成熟發育會消耗大量腎陰，導致腎陰虛兼腎精虧虛的特殊生理症候。所以，這時候中醫的治療著重在藉由**補腎、益陰、養精**，來協助患者排出品質較好的卵子。

② **精蟲注入子宮腔後**：除了直接補充黃體素，中醫學認為「胞絡者，繫於腎」[*1]、「胎莖之繫於脾」[*2]、「氣以載胎，血以養胎」，會藉由補腎活血來改善子宮內膜血流，並輔以健脾胃，調氣血，增加內膜容受性，以穩定持續妊娠。

## 中醫助攻調體質，養卵和養精

對於無法自然懷孕、但尚未決定做試管嬰兒，或還不需要做試管嬰兒的患者而言，藥物輔助治療和人工授精是值得嘗試的不孕症治療方案。由於這兩種治療成功與否，很大程度取決於患者本身卵子和精子是否仍具備一定品質，因此前期的調理與準備很重要。

在這個階段，中醫可以協助患者改善體質，為西醫治療提供有力的支持，幫助患者在不孕治療過程中達到更好的效果，因此中醫的角色日漸受到重視。

---

[*1] 出自《黃帝內經・素問・奇病論》。
[*2] 出自《女科經論》。

### ✧ 女性調理：增進卵子與輸卵管健康

中醫針對不孕女性的體質調整，著重於提升卵巢對藥物的反應力，促進卵泡健康生長以及調理輸卵管的健康，為排卵及受孕創造更有利的條件。

對於卵巢功能較弱的女性，中醫能針對複雜的證型分為三階段進行治療。

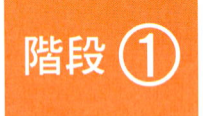

**階段 ①**
- 恢復下視丘、腦下垂體與卵巢間的訊號正常傳遞。

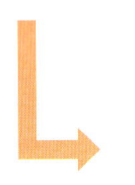

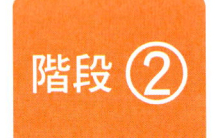

**階段 ②**
- 穩定神經、內分泌、免疫系統，包括荷爾蒙異常、免疫系統過亢等問題。

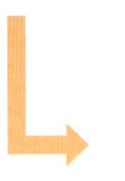

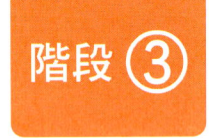

**階段 ③**
- 身體恢復平衡後，進行大眾熟知的「進補」，來強化生殖系統功能。

中醫還能藉由個人化調理，改善患者體內的痰、濕、瘀、熱等不正常代謝，減少會導致輸卵管阻塞的因子，確保輸卵管的暢通，讓精卵結合更加順利。

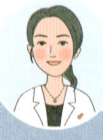

**和萘醫師**

中醫治療核心在於調節偏差的體質，促進身體機能自我修復，恢復正常荷爾蒙運作。由於調整體質需要較長的時間治療，患者需要積極配合，並調整生活作息，以達到最佳的治療效果。

## ✧ 男性調理：提升精蟲品質與生殖健康

男性精子的數量、活動力與形態，皆與不孕症密切相關；而精子品質又受到生活習慣、壓力管理及體質狀況等因素的影響。中醫在改善男性生孕能力方面，注重提升精子健康與化解性功能障礙，並結合西醫的精液分析結果，為患者訂製專屬的體質調理方案。

以中醫的觀點而言，男性有多種體質都容易導致不孕症，包括先天的脾腎陽虛、肝腎陰虛，還有後天壓力過大造成的肝鬱氣滯，以及慢性炎症造成的濕熱下注、痰濕內蘊等。

例如，氣虛和陽虛型體質的人，通常比較容易疲倦，體力不夠。臨床上發現這樣體質的男性，精蟲的活動力往往比較不足。而精蟲的形態異常則可能與體內的慢性發炎有關，反映出精子的製造工廠處於不健康的狀態。

針對類似情況，**中醫會採用專病專方，局部調理精子品質和全面的體質改善**。由於精子的完整製造週期大約需要三個月，因此當男性患者接受中醫調理，配合生活型態改變、戒掉不良習慣、運動、緩解情緒和精神壓力等，通常兩到三個月後便能看到明顯的改善。

### 重點小筆記

不孕症的治療方式依介入程度分為藥物輔助治療、人工授精及試管嬰兒。部分身體條件尚可的不孕症患者，可採用前兩項治療達成懷孕目的，並非人人都需要直接做試管嬰兒。

藥物輔助治療與人工授精，屬於侵入性較低的人工生殖技術，對於排卵異常和輕度男性不孕的患者，提供了負擔相對較低的選擇。而中醫在這個階段，可透過協助患者調整體質，改善生殖系統健康，進一步支持西醫的治療效果。

# 第22章 中西醫協作試管嬰兒生孕計畫
## ——從誘導排卵到取卵

**Q 做試管嬰兒取卵太少怎麼辦？搭配中醫調理有幫助嗎？**

檢測呈現我的 AMH 很低，醫師建議我直接做試管嬰兒。不過，準備進行試管療程時，醫師也告知我，我的情況可能需要多取幾次卵，這讓我非常沮喪。一位做過試管的朋友建議我試試中醫，可以同時養卵，因為她曾配合中醫調理之後，做試管嬰兒成功懷孕，這讓我燃起了希望。

然而，當我向我的醫師詢問是否可以同時使用中藥時，醫師卻表示不建議這麼做。我該澈底放棄向中醫求助嗎？如果取不到卵的話，真的很令人煩惱呀！

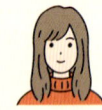

——33 歲，秀敏

## 誰需要做試管嬰兒？

當藥物輔助治療與人工授精，已經不足以協助不孕症患者成功懷孕時，或面對複雜及嚴重的不孕問題的患者，醫師一般都會建議採用試管嬰兒療程。一般而言，女性應該根據生理狀況和不同年齡階段，嘗試合適的療程。

試管嬰兒是不孕症治療中成功率較高，而且適用性最廣的治療方式，是一種較為高階的人工生殖技術。在此療程中，先將女性的卵子與男性的精子取出後，於實驗室中完成授精，培養成胚胎後，再把胚胎植

入回母體的子宮內，達成懷孕的目標。其適用情境包括：

- 雙側輸卵管阻塞或嚴重沾黏、水腫。
- 嚴重男性精蟲異常（無精症）。
- 高齡，有卵巢早衰問題。
- 患有嚴重子宮內膜異位症。
- 反覆流產，有基因遺傳疾病。
- 特殊情況。例如：夫妻年紀大、工作分居不易行房、須進行胚胎染色體及基因檢測等情形。
- 需要借卵、借精以生孕。比方說，因高齡或疾病而無法使用自己的精卵生孕者，或者同性伴侶希望透過人工生殖技術生孕後代等。

關於上述的最後一種情境，目前台灣現行的《人工生殖法》尚未開放同性伴侶透過人工生殖技術生孕，同性伴侶只能選擇在海外進行合法人工生殖。對於同性伴侶或想要孩子的單身者而言，相關法規及配套措施、權益保障仍有待進一步探討、完善與推動，以更符合現代多元家庭的需求。

| 不孕症治療方法 | 30歲以下 | 35歲以下 | 38歲以上 |
| --- | --- | --- | --- |
| 藥物輔助治療 | 半年（約6次） | 3個月（約3次） | — |
| 人工授精 | 半年（約4次） | 3個月（約2次） | — |
| 試管嬰兒 | — | — | 直接做試管嬰兒 |

▲ 嘗試各種不孕症療程的頻率與建議次數，會因為年齡而有所差異。

### ◇ 試管嬰兒的流程

① **誘導排卵與監測**：利用排卵藥物和針劑，刺激卵巢產生比平常更多的卵泡，監測卵泡發育情形後，在適當時機注射破卵針，等待取卵。

② **取卵與取精**：醫師在陰道超音波引導下，採集卵子，整個手術過程約 10～30 分鐘。同時，取卵手術當天上午，先生至生殖中心或在家取精，裝在無菌罐內，於一定時間內將精液送至生殖中心實驗室。

③ **體外授精與胚胎培養**：在實驗室裡將處理後的精子與卵子進行授精，之後於培養箱中把胚胎於特定環境下培養 3～7 天，以觀察其成長狀況，為後續胚胎植入做好準備。

④ **胚胎植入**：選擇發育良好的胚胎植入子宮腔內，並補充黃體素以支持胚胎著床及早期發育。若有多餘的胚胎可進行冷凍保存，在日後合適的時機植入。

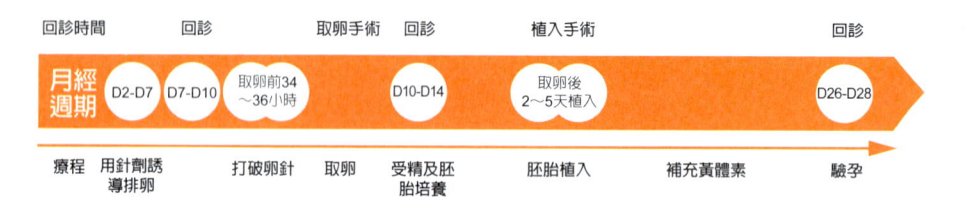

| 月經週期 | D2-D7 | D7-D10 | 取卵前34～36小時 | D10-D14 | 取卵後2～5天植入 | | D26-D28 |
|---|---|---|---|---|---|---|---|
| 回診時間 | | 回診 | 取卵手術 | 回診 | 植入手術 | | 回診 |
| 療程 | 用針劑誘導排卵 | 打破卵針 | 取卵 | 受精及胚胎培養 | 胚胎植入 | 補充黃體素 | 驗孕 |

▲ 試管嬰兒治療時間軸。

試管嬰兒是目前最先進的不孕症治療技術，能有效克服許多生孕難題，為無數不孕家庭帶來希望。療程中，每個環節都需要醫師、生殖中心的專業評估與精準操作；患者須充分理解並積極配合，才能達到最佳治療效果。

步驟① 誘導排卵

步驟② 取卵

步驟③ 取精

步驟④ 體外授精

步驟⑤ 植入胚胎

步驟⑥ 驗孕

▲ 試管嬰兒的流程。

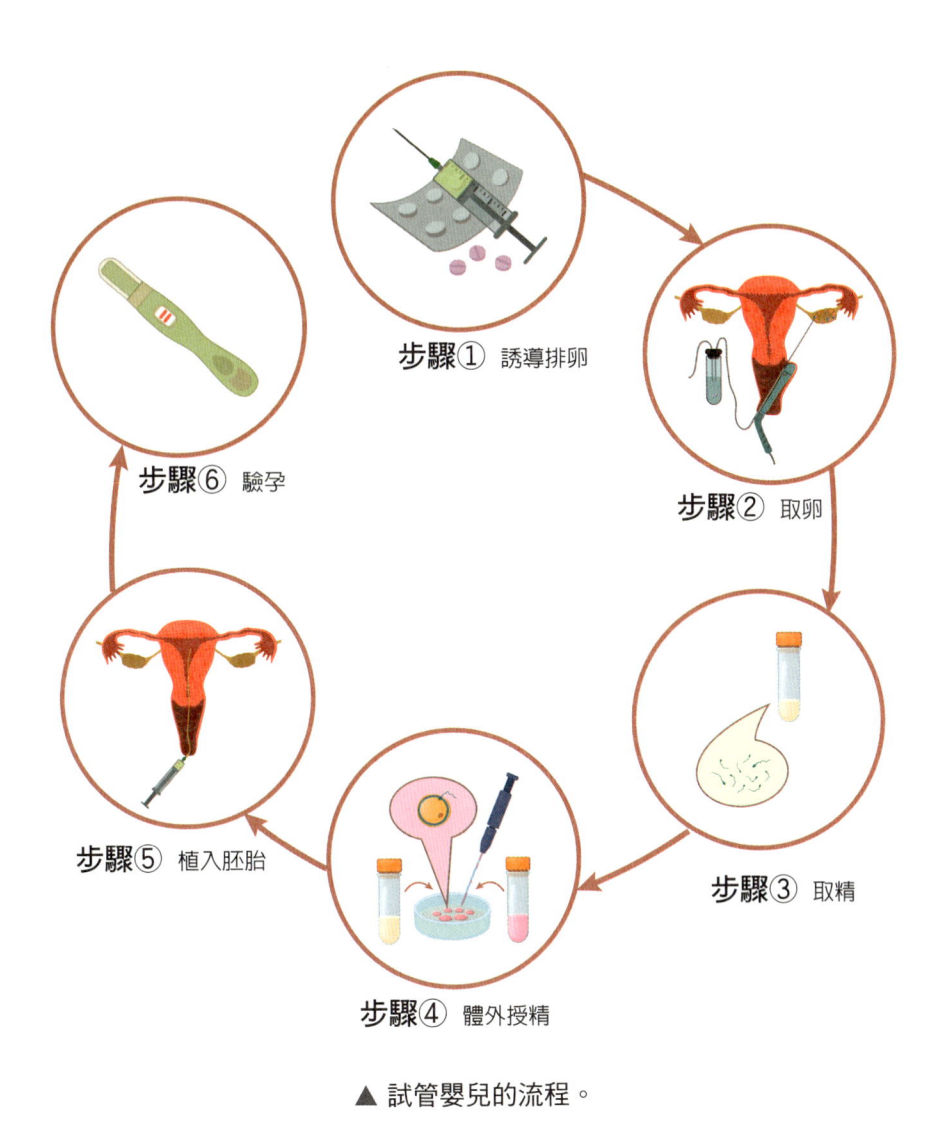

接下來，我們將先深入探討試管嬰兒療程的前兩個關鍵步驟——**「誘導排卵」**與**「取卵」**。後續的階段則將在下一章中詳細說明。

第 **22** 章　中西醫協作試管嬰兒生孕計畫　　187

## 誘導排卵 —— 好的開始是成功的一半

女性每個月經週期通常只會排出一顆成熟卵子。然而，為了提高試管嬰兒療程的成功率，必須取得更多的成熟卵子。因此，療程初期必須借助藥物刺激卵巢，促使更多卵泡同步發育並達到成熟。

受到藥物刺激後，卵巢排卵反應會因個人身體和卵巢功能狀況而異，因此誘導排卵是一個高度個人化的過程。醫師會根據患者的身體狀況、年齡、卵巢庫存量、基礎濾泡數，依據實際需求靈活調整藥物劑量，量身設計專屬療程，以確保最佳效果。

在誘導排卵療程期間，醫師會查看血液中荷爾蒙的變化與超音波追蹤卵泡發育情況。大多數情況下，療程以打排卵針劑為主，視情況搭配口服藥物排卵針劑。

針劑主要分為以下兩類：

- **長效針**：施打一次，效果可維持 6～7 日，適合不方便每天注射針劑或極度害怕打針的人，例如：需要經常出差的人、空服員。
- **短效針**：每日注射。

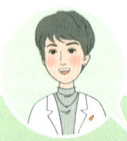

> **馨慧醫師**
> 
> 能取到多少顆卵子，在月經來時，觀察基礎濾泡的數量就可見端倪。基礎濾泡是卵母細胞被徵召、經過三個月的培育期後形成，才能達到可被使用的狀態。因此，基礎濾泡的數量多寡，會與上個月經週期或前三個月的身體狀況相關。

以中醫角度來看，若時間與年齡條件允許，**在進入誘導排卵療程的前三個月開始進行調理效果最佳**。即便時間有限，能讓中醫愈早介入愈好，對整體療效都會有所助益。

透過中醫的適當調理，能提前改善體質，有助於促進卵巢對排卵藥物的反應，增加卵母細胞被徵召的數量，以及提升卵泡的健康發育，進而改善卵子品質。

中醫會根據患者的不同體質，採取針對性的治療策略，包括：

- 補腎滋陰：濾泡期促進卵泡的發育及腎陰恢復。
- 補腎助陽：有助於順利排卵，並改善卵子品質。

此外，針對卵巢反應不良的問題，患者通常是以氣血循環不佳的血瘀證為主，同時兼夾不同證型，例如以下四種：

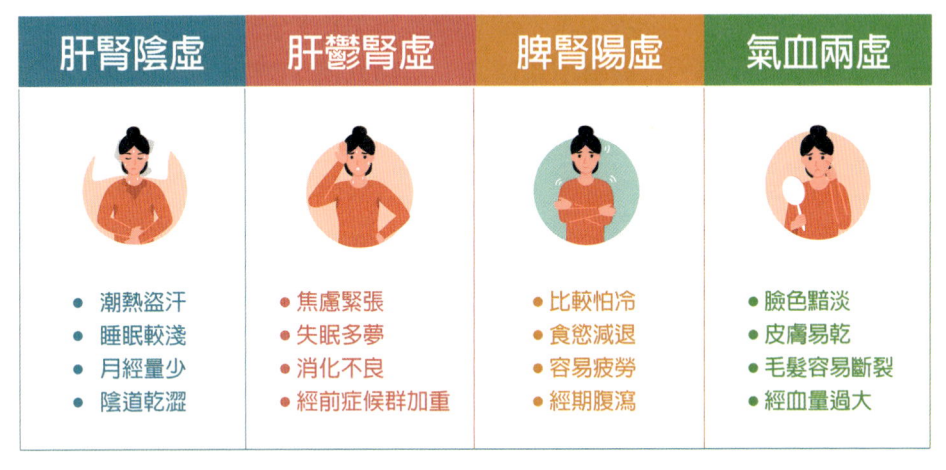

| 肝腎陰虛 | 肝鬱腎虛 | 脾腎陽虛 | 氣血兩虛 |
|---|---|---|---|
| • 潮熱盜汗<br>• 睡眠較淺<br>• 月經量少<br>• 陰道乾澀 | • 焦慮緊張<br>• 失眠多夢<br>• 消化不良<br>• 經前症候群加重 | • 比較怕冷<br>• 食慾減退<br>• 容易疲勞<br>• 經期腹瀉 | • 臉色黯淡<br>• 皮膚易乾<br>• 毛髮容易斷裂<br>• 經血量過大 |

▲ 身體的四種不同虛症，可從一些明顯的症狀來判讀。

透過個人化的調理，中醫不僅能有效提升整體生殖系統健康，也能改善卵巢反應不佳的問題，為誘導排卵和後續療程打下較穩固的基礎。同時，部分患者在施打排卵針後，有可能出現腹脹、胸脹、水腫等症狀，甚至伴隨焦慮和失眠，中醫都能協助緩解。穩定的身心狀況有助於荷爾蒙平衡，療程更加順利。

## 取卵手術與術後恢復建議

在誘導排卵療程中，醫師會根據卵泡的大小及發育情況，精準判斷卵子成熟的時機。若卵巢反應良好，通常療程開始後的第 11～13 天，可以施打促使成熟卵子從濾泡中排出的破卵針，並在注射後 34～36 小時安排取卵。

取卵手術是一種相當簡單且安全的小手術。患者可根據個人狀況選擇麻醉或在清醒狀態下進行手術，醫師會在陰道超音波的導引下，使用穿刺針經陰道抽取卵泡液。之後，交給胚胎師在顯微鏡下找出卵子。

取卵本身為門診手術，當天即可離院。但由於卵巢受到荷爾蒙刺激而脹大，體液積聚，**可能會出現腹水、四肢水腫、腹脹、腹痛、輕微出血或噁心頭暈等症狀**，需要妥善休養恢復。

取卵數量較多或卵巢反應強烈的患者，可能會出現「**卵巢過度刺激症候群**」（ovarian hyperstimulation syndrome, OHSS）。此症候群的嚴重程度可分為輕度、中度和重度，其中重度發生率較為罕見。當患者在取卵後出現持續腹脹、呼吸困難、無法平躺或尿量減少等症狀，應立即就醫，尋求協助。

術後恢復期間，建議患者多補充水分，增加蛋白質的攝取，減少辛辣、酒精等刺激性飲食，會有助於促進身體修復。同時，術後兩週內應避免劇烈運動和性行為，降低卵巢扭轉及術後內出血的風險。

大多數患者在症狀產生初期，透過使用預防性藥物，就能顯著降低卵巢過度刺激症候群的不適。若腹水嚴重，西醫可能會給予白蛋白及點滴等支持性療法，來減少腹水生成並加速症狀改善。

### ✧ 中醫透過針灸，幫助排水

中醫認為 OHSS 屬於水飲症，與體內水液代謝功能失衡有關。其成因為肝陽過亢，鬱而化火，迫「津液妄行」且腎陽過妄致使氣化失常；若大量積水又可續發「凌心射肺」，而出現喘促、心悸、胸悶等症狀。

針對取卵後的不適，中醫可提供有效的緩解治療。例如，針灸能促進排尿，幫助患者快速排出體內多餘的水分，緩解腹脹與水腫。對於症狀較為嚴重的患者，中醫也可開立緩解腹脹、平喘、消腫的藥方，幫助患者盡快恢復正常生活。

## 中西醫合作治療的攻與守

臨床上，許多華人在試管療程的誘導排卵、取卵階段經歷失敗後，往往會嘗試尋求中醫的調理，以求改善卵子品質不佳、取卵的數量偏少，甚至不太取得到卵子等困境。

不過，在誘導排卵、手術取卵階段，西醫需要高度精準控制荷爾蒙的變化，因此與中醫合作治療時，可能有不利於療程成效的潛在風險。西醫主要的常見顧慮如以下幾種情況：

### ✧ 過度進補可能導致跑卵

患者自行將中藥與西藥一併服用後，可能產生交互作用，導致卵子比預期時間提早排出，也就是俗稱的「跑卵」。換言之，某些不適合的中藥處方在不適合的時機介入，影響了原本排卵藥的劑量、作用時間與結果。

### ✧ 中藥材的安全性堪慮

部分來路不明的偏方或品質不良的中藥材，可能有農藥、重金屬殘留。未經檢核的中藥材，由於栽種的水質與土壤可能受汙染，安全性不合格的比例尤其偏高，患者吃錯則會傷財又傷身。臨床上也曾見過卵巢庫存量極低的患者，體內重金屬超標，可能與長期服用劣質中藥有關。

### ✧ 西醫難以預期與掌控中藥的影響

中藥治療有八法，而中藥有「四性五味」、「升降沉浮」等作用，會依患者的需求調整組合，以致藥效複雜且多變，使西醫難以預估患者服用中藥後對療程的影響。儘管有所顧慮，但中西醫合作的療效已逐漸得到研究證實。

2015 年，美國奧勒岡大學東方醫學院的一項大型研究結果顯示 [11]，不論是使用自身卵子或借卵的婦女，進入試管嬰兒療程後，以全系統中醫藥治療的患者，包括針刺、艾灸、耳針、推拿，以及台灣藥廠生產的中藥錠劑處方，活產率最高，也能明顯降低流產率。

對於卵巢反應不良，藉由針藥也可以調節神經內分泌，提高子宮卵巢血流，減輕壓力，降低 FSH，提高雌激素，使 AMH 數值增加，以達到提高卵巢的反應力。[12]

2023 年，根據山東中醫醫藥大學研究高齡備孕族群的結果指出，每週三次的針灸治療，留針 30 分鐘，能提高受精率，產出更多高品質胚胎，實現更高成功懷孕率。[13]

目前在生殖醫學領域，中西醫較有共識的作法為：

### ◇ 試管療程中：以針刺與艾灸為主，必要時採中藥輔助

針刺與艾灸是中醫師生殖輔助治療中，爭議較小的方式，在療程中的應用與接受度也相對較高。許多國外的生殖中心也專門設有針灸師，為接受試管嬰兒療程的患者提供服務。

### ◇ 試管療程外：中藥搭配針刺與艾灸

在非療程期間或休息期，採用中藥搭配針刺與艾灸療效更為持久和高效。針刺與艾灸的效果通常可維持2～3天，因此需要每週回診2～3次，這對許多患者來說存在執行上的困難。相比之下，每次看診後，可取得中藥服用1～2週，搭配針刺與艾灸，能達到更有效且穩定的調理。

### ◇ 使用安心藥材或 GMP 藥廠生產的中藥

部分劣質中藥材含有傷害身體的農藥與重金屬，建議患者用藥前先詢問醫療院所藥材的來源。為了確保用藥安全，應選擇經過全面檢測的安心藥材，或通過 GMP 認證藥廠生產的中藥。

要符合安心藥材的標準，須從栽培階段就開始建立藥材履歷，並接受嚴謹的品質檢驗，醫師與患者皆可以查核其產地與品質報告。廠商若從有品管疑慮的地區進口藥材，還會追加重金屬和農藥檢測。

GMP 藥廠出廠每一批藥品，從進場後的原料藥材都必須通過以下檢測：基原正確性、農藥、重金屬、黃麴毒素安全性、定性定量均一性，才能提供製造成為中藥製劑。

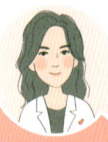

> **怡萱醫師**
>
> 中藥有分藥粉型的「科學中藥」及原藥材直接熬煮的「水藥」。科學中藥經過檢驗，相對安全，但部分進口藥材若沒有經過檢驗，仍可能存在重金屬超標的風險。因此，在試管療程期間，我通常建議患者避免服用中藥，以免造成無法預期的交互作用。至於針灸的風險較小，患者若有需要可以繼續施作。

### 重點小筆記

試管嬰兒是目前解決不孕症最有效的治療方式。療程第一階段的誘導排卵，是過程中最為個人化治療的環節，須根據患者的身體條件與藥物反應制定療程。對於卵巢反應不佳的患者，中醫調養能在療程外提供支持，幫助改善體質與卵巢功能。

取卵是簡單且安全的小手術，術後患者應留意卵巢過度刺激症候群。取卵後輕度的不適症狀，可藉由休息或中醫的療程緩解；若症狀嚴重，則應立即就醫。

誘導排卵和取卵療程若成效不佳，許多患者會轉向中醫求助。中西醫整合治療的效果已逐漸受到生殖醫學界認可，但仍應在專業醫師的悉心指導下進行，進試管療程後盡量避免自行服用中藥，改採針刺和艾灸輔助，避免藥物交互作用或跑卵，確保療程的安全性與最佳效果。

## 第 23 章 提高成功率的解方
### ——從胚胎培養到植入

**Q 做試管嬰兒時，體外授精失敗，該怎麼提高成功率？**

在試管療程中，我剛開始順利取出了 12 顆卵子，第一次授精階段卻意外的只有三顆卵子成功授精，這麼低的成功率讓我和先生都很訝異，也很失落。

所幸，後來我們聽了醫師的建議，改用單一精子顯微注射。這次授精的狀況好很多，不僅成功率高出許多，透過生殖中心專業的胚胎培養技術，還順利養出囊胚，終於可以準備植入了。

這段過程雖然有點波折，但也讓我明白，聽從專業並找到合適的方法，真的很重要！

——39 歲，淑玲

在了解試管嬰兒療程中的誘導排卵與取卵過程之後，接下來我們將進一步說明「**體外授精與胚胎培養**」與「**胚胎植入**」等步驟對療程成功與否的關鍵性。

### 體外授精與胚胎培養的進階技術

患者完成取卵和取精之後，即會進行體外授精（IVF）。傳統技術會將處理後的精子與卵子共同放置於培養皿中。培養液模擬體內的環境，讓精子穿透卵子外層的透明帶，最終完成授精。如果有精

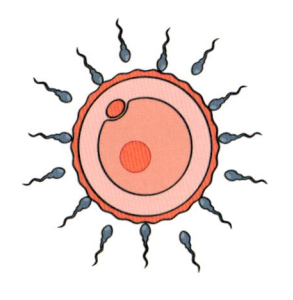

▲ 傳統體外授精。

第 23 章 提高成功率的解方　195

子數量不足、活動力低下或存在形態異常等問題，授精的成功率則可能顯著下降。

### ✧ 單一精子顯微注射技術

為了有效改善上述的情況，生殖醫學發展出單一精子顯微注射技術（intracytoplasmic sperm injection, ICSI）。在 ICSI 中，胚胎學家會在顯微鏡下選取一隻形態正常、活動力最佳的精子，並使用微操作技術將其直接注射入成熟卵子的細胞質內。

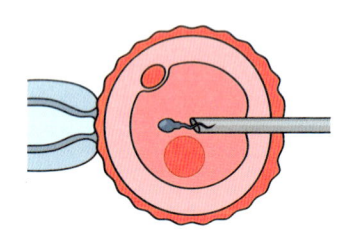

▲ 單一精子顯微注射技術。

ICSI 的技術特別適用於以下情境：
- 嚴重少精子症或無精子症（某些情況必須從睪丸手術取精）。
- 精子形態異常或活動力不足。
- IVF 授精率不佳。

對於取卵數量較少的女性，可透過 ICSI 的精確操作來提高授精成功率，將有限卵子的使用效益最大化。在台灣，許多生殖中心針對精子活動力低下或卵子數量有限等情況，採用 ICSI 已成為常用且高效的技術選擇。

### ✧ 胚胎縮時攝影培養箱

成功授精後的胚胎需要在實驗室進行 3～7 天的培養。在早期技術中，胚胎師必須每日多次將胚胎從培養箱中取出，於顯微鏡下觀察其細胞分裂與形態發育之後，再放回培養箱。這種操作導致胚胎的培養環境（如溫度、濕度、氣體組成）頻繁受到擾動，對胚胎發育產生潛在影響。因此，早期胚胎通常培養至第三天的分裂期階段便植入母體，以縮短體外培養時間，減少不利影響。

隨著人工生殖技術的進步，目前已廣泛應用胚胎縮時攝影培養箱（time-lapse incubator），能在穩定的環境中，每隔十分鐘自動拍攝胚胎的發育影像，生成連續的動態發育紀錄。這不僅減少了胚胎移動和環境變化帶來的干擾，也讓胚胎師能更全面的分析胚胎分裂速率和形態特徵，精準篩選出最具發育潛力的胚胎。

目前，多數先進的生殖中心已全面採用胚胎縮時攝影技術。在技術支援下，胚胎培養至囊胚階段再植入已成為主流，能提升單次植入懷孕成功率並降低流產率。

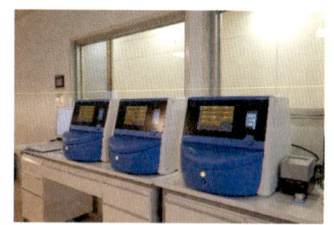

▲ 胚胎縮時攝影培養箱。

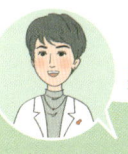

**馨慧醫師**

許多患者常常糾結於胚胎的等級，不過胚胎等級是取決於胚胎外觀。然而胚胎品質的好壞，其實無法與外觀直接畫上等號；如同卵子的品質以及精子染色體是否正常，也無法透過外表判別。

## 植入前，有效養護子宮內膜

胚胎成功培養發育到 3～7 天時，醫師將根據母體情況，評估採用

「**新鮮胚胎植入**」或「**冷凍胚胎植入**」。這兩種方式各有適應情境和臨床考量，醫師會根據患者的健康狀況及生殖需求，制定個人化療程。

### ✧ 新鮮胚胎植入

新鮮胚胎植入是指在取卵後，胚胎培養 3～7 天，即植入子宮腔內。這個方法整體療程較短，可以在同一個月經週期完成，適用於以下條件的患者：

- 取卵數量適中，未出現明顯的卵巢過度刺激徵象。
- 子宮內膜與胚胎的發育步調同步（如內膜厚度達到 7～14 mm，並且血流良好）。
- 血液中黃體素濃度沒有提早升高，也沒有其他荷爾蒙異常狀況。

### ✧ 冷凍胚胎植入

在當前生殖醫學中，冷凍胚胎植入使用更為廣泛（與新鮮胚胎植入相較），尤其在以下情況更適合採用此方式：

- 在取卵週期中取卵數量較多，伴隨較高的雌激素或黃體素提早上升，可能導致內膜與胚胎不同步。
- 擔心卵巢過度刺激症候群，暫緩植入有助於減少風險。
- 需要更多時間調整子宮內膜的品質，以創造更佳的著床環境。
- 須接受胚胎著床前染色體篩檢（preimplantation genetic testing for aneuploidy, PGT-A*）者。

---

\* 胚胎著床前染色體篩檢（PGT-A）是一種基因篩檢技術，主要用於檢測胚胎是否有染色體數目異常（例如多一條或少一條染色體）。這類異常可能導致胚胎植入失敗、流產或引發染色體異常疾病（例如唐氏症）。PGT-A 特別適合高齡女性、反覆流產或多次植入失敗者，能幫助準確篩選染色體正常的胚胎植入，提高懷孕成功率。

冷凍胚胎植入可在後續週期中進行，通常包括兩種模式：

① **自然週期植入**：適用於能夠正常排卵且月經週期穩定的患者。此方法利用自然排卵的時間來決定植入胚胎的時間，為胚胎著床創造適合環境。在部分情況下，醫師可能會使用少量藥物以精確掌握排卵時機。

這種方法的優點是對荷爾蒙的干預較少，患者的生理狀態更接近自然。但由於需要多次回診以監測排卵，對無法彈性安排時間的患者可能較為不便。如果內膜厚度不夠，就有可能會失敗，需要放棄該週期或是增加藥物治療。

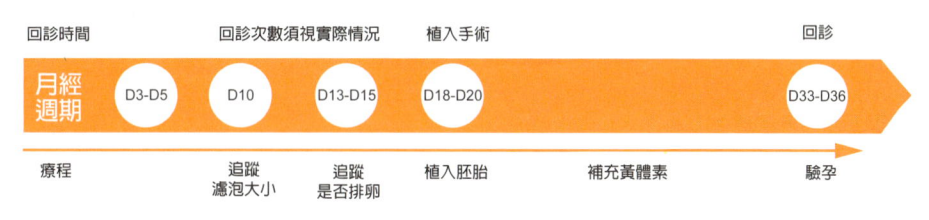

| 月經週期 | D3-D5 | D10 | D13-D15 | D18-D20 | D33-D36 |
|---|---|---|---|---|---|
| 回診時間 | 療程 | 回診次數須視實際情況<br>追蹤濾泡大小 | 追蹤是否排卵 | 植入手術<br>植入胚胎 | 補充黃體素 | 回診<br>驗孕 |

▲ 自然週期植入時間軸。

② **荷爾蒙週期植入**：荷爾蒙週期植入適用於月經不規律或需要靈活安排植入時間的患者，主要透過外源性雌激素與黃體素來促進子宮內膜增厚，並維持黃體支持。植入後，通常會持續補充黃體素至妊娠初期，以保障胚胎的穩定發育。此方法的優點在於靈活度高，適合需要調整時間或希望精準掌控植入日期的患者。

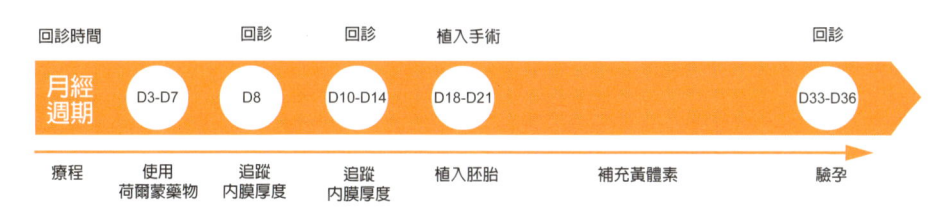

| 月經週期 | D3-D7 | D8 | D10-D14 | D18-D21 | D33-D36 |
|---|---|---|---|---|---|
| 回診時間 | 療程 | 回診<br>使用荷爾蒙藥物 | 回診<br>追蹤內膜厚度 | 追蹤內膜厚度 | 植入手術<br>植入胚胎 | 補充黃體素 | 回診<br>驗孕 |

▲ 荷爾蒙週期植入時間軸。

具體該選擇哪一種樣式，取決於患者的月經週期是否規律，以及子宮內膜厚度是否適合植入。通常，理想的子宮內膜厚度為 7～10 mm，比較有利於胚胎成功著床。

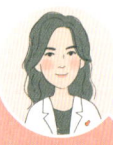

> **怡萱醫師**
>
> 子宮內膜並非隨時都適合胚胎著床，只有在特定的時間段，胚胎才能成功著床。如果不在這段時間植入，即使胚胎品質再好，也難以著床成功。

在植入階段，子宮內膜構成的形態對胚胎著床極為重要，但在中醫的觀察中發現，一些特殊體質患者可能難以發展出最適當的子宮內膜，例如：

- 氣滯血瘀型：經血不易完全排淨。
- 肝氣鬱滯型：容易出現月經不順暢。
- 腎虛型：子宮內膜生長狀態不佳。
- 陰血虛型：血液供應不足。
- 陽虛型：子宮缺乏足夠的營養。

針對上述體質的患者，中醫會透過**「調週法」**，促進子宮內膜汰舊換新，養出健康的內膜。狀況嚴重的話，中醫有時必須花上幾個週期的時間調理，結合補腎、補氣等方法，從整體健康的角度，改善臟腑、氣血、經絡狀態，改善子宮內膜形態與厚度。

## 植入後，如何提高著床受孕機率？

在胚胎植入後約第九天，患者可透過抽血檢測人類絨毛膜促性腺激

素（human chorionic gonadotropin, hCG）來驗孕。此方法的準確性高於尿液檢測。若驗孕結果呈陽性，表示胚胎著床成功，此時相當於妊娠第四週（以植入第五天囊胚為例）。

在懷孕初期，補充黃體素對於胚胎著床及妊娠維持至關重要，通常持續使用至妊娠 8～10 週，期間胎盤逐漸成熟並接替分泌荷爾蒙的功能，以穩定妊娠。

在生活作息方面，臨床上則依個案需求提供個別化建議，以下普遍性原則與建議可供讀者參考：

- 在胚胎植入後的兩週內，建議避免高強度運動或劇烈活動，例如重量訓練和有氧搏擊，以減少對子宮環境的干擾。
- 應避免泡溫泉，並避免食用未煮熟的食物，以降低母體感染風險。飲食必須保持均衡，並補充足夠的葉酸。
- 應適度的活動，如每日適度運動、散步，維持基本的身體活動量，對於促進全身血液循環與改善子宮內環境有益。傳統說法認為，孕婦應多躺著休息。然而，過度臥床或久坐會導致血液循環不良，增加血栓形成風險，反而不利於妊娠進展。

整體而言，最好的方式是保持正常的生活步調，避免壓力，放鬆心情，才能有助於提升胚胎著床及懷孕成功率。

相對於西醫，中醫在安胎方面有其獨特的做法，主要著眼於以下幾點：

- **個體化安胎、養胎**：在懷孕初期，由於體質多轉為脾腎氣虛，胚胎

容易不穩定，可能有出血情況。中醫可透過補氣益腎、養陰清熱、理氣養血的個別化調理藥材，來幫助穩定妊娠，促進胎兒健康發育。

- **緩解孕期不適症狀**：針對孕期常出現的不適症狀，如食慾不振、噁心泛酸、頭暈倦怠和腰痠等情況，以及部分孕婦因服用黃體素而出現的頭暈、噁心、便祕等反應，中醫透過針灸、飲食調養及中藥方劑的綜合應用，能緩解這些症狀，幫助孕婦度過更舒適的孕期。

> **和蓁醫師**
>
> 一些孕婦因體質較特殊，懷孕後出現噁心嘔吐、食慾不振、體重下降、水腫、頭暈疲倦、反覆感冒等問題。短期且輕微的症狀通常不會有太大問題，但如果症狀長期且嚴重，加上得不到及時處理，則可能影響胎兒發育。西醫針對這類問題的處理方法有限，許多婦產科醫師會轉介患者至中醫進行調理，來緩解不適症狀，療效通常都很不錯。

### 重點小筆記

取完精子、卵子後，試管嬰兒療程邁入最後步驟。隨著人工生殖技術進步，單一精子顯微注射顯著提升了授精成功率，而胚胎縮時攝影培養箱則為胚胎提供穩定的培養環境，使胚胎更有機會發育到囊胚階段，進一步提升植入成功率。

想要成功懷孕，子宮環境是胚胎能否順利著床的關鍵。無論採用哪一種植入方式，專業的醫療團隊都會根據患者情況，提供最適合的治療方案。胚胎植入後，建議患者應維持規律生活，避免過度緊張，並遵循醫囑正確用藥。

## 第 24 章 寶寶留不住，怎麼辦？
### ——面對失去，重新出發

> **Q** 好不容易懷孕了，卻發生流產……。為什麼會流產？有辦法預防嗎？
>
> 　　幾年來為了孩子的事，我和先生走遍了無數醫院，最終選擇了做試管嬰兒。當醫師告訴我胚胎植入成功，抽血結果顯示懷孕時，我真的非常感動。
>
> 　　然而懷孕第六週時，我突然大出血兩次，第一次趕緊打針止血，隔兩天卻又再次大出血。醫師做了超音波檢查，結果顯示寶寶已經沒有了⋯⋯。
>
> 　　雖然心真的很痛，但我知道我必須盡快振作起來，面對下一次的療程。究竟為什麼我會流產？接下來，我該怎麼辦？我需要做什麼，才能預防寶寶流掉呢？
>
> ——40 歲，宜貞

　　試管嬰兒是一段充滿期待與挑戰的旅程。然而，即便胚胎成功著床，妊娠初期仍須小心流產風險。在這一章中會說明流產的多種潛在原因，幫助患者留意警訊，及早採取適當的應對措施。

## 流產的可能原因

　　自然流產（spontaneous abortion）是指在妊娠 20 週之前，由於胚

胎或胎兒無法繼續正常發育而自然終止。自然流產發生後，子宮可能會完全排出胚胎及相關組織（完整流產），但也可能殘留部分組織（不完全流產），需要進一步經由藥物或手術處理。以下是幾種常見的流產原因說明。

### ✧ 胚胎染色體異常

**流產的主要原因是胚胎染色體異常**，約 50 ～ 70% 自然流產的個案，胚胎染色體數目或結構有發生異常。隨著父母年齡的增長，特別是母親年齡超過 35 歲後，胚胎染色體異常的風險會顯著增加。

染色體異常的胚胎通常無法完成正常的著床或早期發育，最終導致流產，這是生物學上一種防止異常胚胎繼續發育的機制。若是流產超過兩次以上，稱為「反覆性流產」（recurrent pregnancy loss）。除了年齡之外，其他可能成因還有很多。對於反覆性流產的情況，建議患者應接受一系列的全面檢查，以確定病因並進行針對性處置。

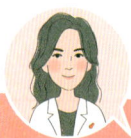

> **怡萱醫師**
>
> 反覆性流產或高齡患者可以透過胚胎切片方式，做胚胎著床前染色體篩檢（PGT-A），針對胚胎的染色體套數進行檢查，篩選出染色體正常的胚胎植入，增加試管嬰兒成功機率，降低流產的可能性。

### ✧ 母體健康問題

- **先天子宮構造異常**：如子宮中膈、單角子宮、雙角子宮等，皆有可能造成流產。這些異常可經由輸卵管攝影、3D 超音波、核磁共振等診斷出來。
- **內分泌疾病**：母體的某些疾患可能增加自然流產的風險，例如嚴重

糖尿病等。此外，甲狀腺功能異常，無論是低下或亢進，也都會增加流產風險。有相關疾病的準媽媽，應就醫並嚴格控管病情。

至於妊娠糖尿病與一般糖尿病不同，是在懷孕期間出現的糖尿病，通常在懷孕 20 週以上時發現。若未能及時控制，可能導致胎兒過大、羊水過多、畸形、死產等風險。妊娠糖尿病孕婦的胎兒出生後，也會因長期處於高血糖環境，出現生理性低血糖，需要立即補充葡萄糖。

- **遺傳性易血栓傾向**：具有易產生血栓體質的女性，在懷孕期間易形成血栓堵塞胎盤血管而導致流產。孕婦過去若有靜脈血栓病史，或是一等親家屬有相關體質，可以考慮篩檢。
- **抗磷脂抗體症候群**：孕婦若有自體免疫問題，例如患有抗磷脂質抗體症候群，則較容易發生血栓，造成流產。有些人由於經歷反覆性流產，檢查後才發現自己有特殊的自體免疫抗體。
- **感染**：包括病毒感染（如巨細胞病毒、德國麻疹、茲卡病毒和水痘等）和細菌感染（如披衣菌、溶尿尿漿菌等），或是寄生蟲感染（如弓漿蟲等），都有可能引發流產。
- **生活型態不佳**：抽菸、古柯鹼、酒精、咖啡因，以及肥胖、過度壓力等因素，皆可能增加流產機率。

## ✧ 中醫觀點來看流產因素

以中醫觀點來說，導致流產的原因有虛有實。在虛證方面，例如腎虛、氣血虛，導致無法養胎；而實證方面，血瘀、血熱會影響載胎之氣，導致營養無法完整輸送至胎兒。這兩大類的體質徵象都有可能導致流產。

此外，中醫養胎特別著重脾、肝、腎、氣血和衝、任、督、帶等經

絡。若經絡出現偏損，也會容易導致流產。例如，高齡或染色體異常，與腎的先天精氣相關；過勞或內分泌失調，則多與肝、脾功能的受損失調有關；免疫異常或血栓問題，則多是血瘀或血熱。

懷孕初期自然流產的發生率，比許多人想像中更常見。因此，孕婦若出現陰道出血或劇烈且持續的腹痛，應立即就醫檢查，醫師會視情況使用藥物來穩定妊娠。若非染色體異常等自然淘汰的情況，很多時候胚胎都能撐過這段高風險期。

## 不得不終止妊娠的情況

除了自然流產，在某些情況下，懷孕過程中可能會出現嚴重威脅母體健康的問題。為了保障孕婦的生命安全，醫療團隊可能會建議以人工方式終止妊娠。常見的情形則有以下幾種：

### ✧ 子宮外孕

子宮外孕是指胚胎著床於子宮腔以外的部位，當中約 95% 發生在輸卵管，其餘可能發生於卵巢、腹腔或剖腹產疤痕部位等。任何女性都可能發生子宮外孕，但有感染、骨盆腔發炎等病史、使用子宮內避孕器，以及曾經發生子宮外孕的患者，出現子宮外孕的風險則會增加。

子宮外孕初期症狀可能不明顯，或有類似早期懷孕的症狀，如月經延遲、噁心、嘔吐、乳房脹痛等。隨著胚胎發育，也可能出現陰道出血、下腹疼痛（單側或雙側，悶痛或劇痛）。若患者誤以為是正常懷孕或一般月經而未及時處理，病情可能會更加嚴重，例如可能出現暈眩、休克等症狀，甚至危及生命。

突然的腹部或
骨盆疼痛

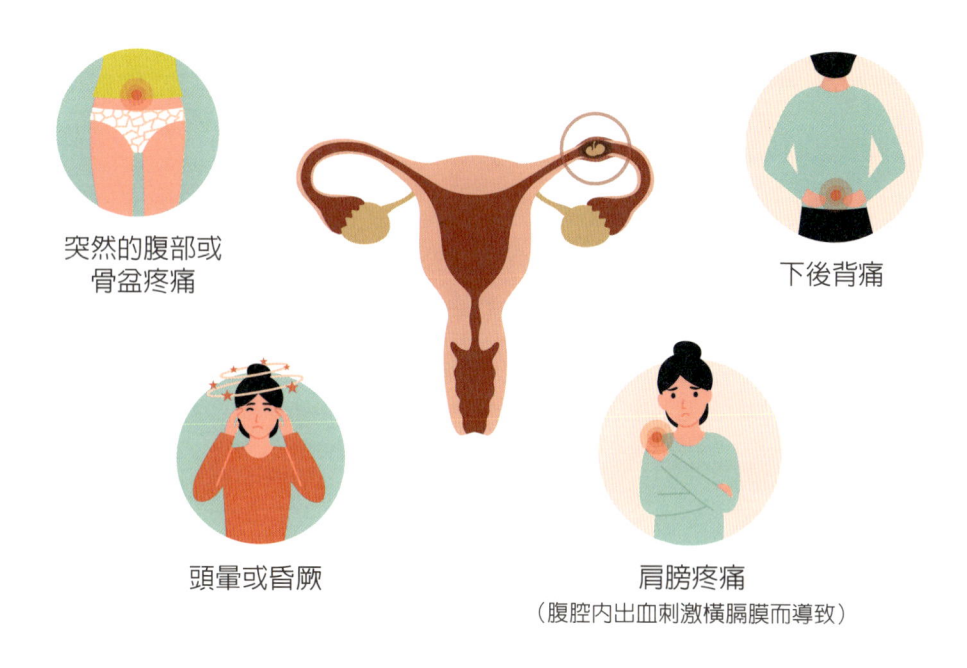

下後背痛

頭暈或昏厥

肩膀疼痛
（腹腔內出血刺激橫膈膜而導致）

▲ 子宮外孕可能會出現不同的症狀。

若能盡早發現，在週數很小、且沒有出現內出血症狀時，可使用藥物治療，讓異常懷孕的組織萎縮。倘若胚胎已發育至心跳可見，或患者出現內出血情況，則必須立即進行手術。

子宮外孕的手術方式包括輸卵管切除術或保留輸卵管的手術。醫師會根據病灶大小、未來生育計畫等因素，與患者討論並選擇最適合的手術方式。

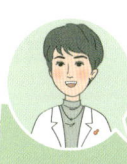

**馨慧醫師**

胚胎著床的位置屬於不可控範疇。即使是試管嬰兒療程中，胚胎可以被精確植入子宮腔的特定位置和深度，但最終胚胎著床的地方仍難以預測。換句話說，目前醫學尚沒有全面預防子宮外孕的有效手段。

第 24 章　寶寶留不住，怎麼辦？

### ❖ 葡萄胎

葡萄胎是一種較罕見的不正常懷孕，主要是不正常的受精過程所引起：兩顆精子同時進入一顆卵子，導致胚胎無法正常發育。異常受精的胚胎於子宮腔內發展出過多的胎盤絨毛組織，異常組織相連成串，超音波檢查時會形成像是葡萄粒般的水泡，因而得名。

葡萄胎患者需要接受子宮內膜刮除手術，將葡萄胎清除乾淨。手術後，需要監測患者的人類絨毛膜促性腺激素。如果指數沒有下降到正常範圍，甚至上升的話，則可能表示葡萄胎組織持續增生。其中，少數可能會演變成為侵襲性葡萄胎或絨毛膜癌；嚴重者，甚至會轉移至其他器官，需要立刻進行化療。

### ❖ 胎兒畸形

懷孕初期是胎兒器官發育的關鍵時期。此時，若孕婦接觸到可能導致畸胎物質，或感染某些病毒（如德國麻疹），可能導致胎兒出現重大先天畸形。

若經產前診斷確認胎兒畸形嚴重，且預期出生後無法存活或有嚴重生活品質問題，醫師會依據相關法規與孕婦及家屬充分討論，在符合法條要件的前提下，提供終止妊娠的選項。**備孕期和懷孕期間的用藥安全至關重要，務必諮詢醫師，切勿自行服用藥物。**

### ❖ 母體健康問題

部分孕婦可能在懷孕期間不幸出現嚴重妊娠併發症，例如重度子癇前症或子癇症（症狀包括出現持續性高血壓、蛋白尿、頭痛、視力模糊等症狀，嚴重時可能出現抽搐、昏迷等危及生命的情況），或妊娠糖尿病控制不良、嚴重心臟疾病、自體免疫疾病惡化等。發生上述情況時，

則可能危及孕婦和胎兒的生命安全。

此時，醫師會審慎評估，並與孕婦及家屬充分討論，權衡利弊後決定是否終止妊娠。若胎兒已達可存活週數（24 週以上），則可考慮讓胎兒提早出生，以提高母嬰的存活率。

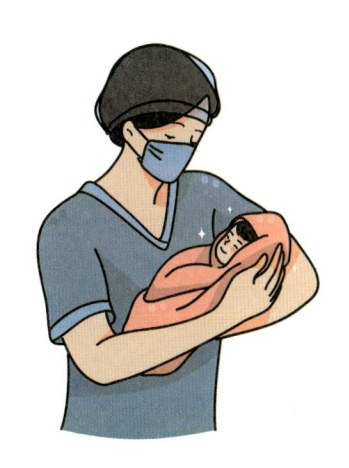

### ✧ 死產

死產，或稱爲胎死腹中，指的是妊娠 20 週以上，胎兒在子宮內死亡。常見原因包括胎盤功能不良、妊娠高血壓、臍帶打結、胎兒先天異常、感染等。發生死產後，可能引發嚴重併發症，因此需要透過引產或剖腹產將胎兒娩出，以確保孕婦的安全。

## 流產後的調養與護理

不管是自然流產還是人工流產，流產對女性的身心健康都會造成顯著的衝擊。一般來說，自然流產和藥物流產對生殖系統的損傷較小，而人工流產方面，眞空吸引術配合醫師手術技巧，能大幅降低對子宮內膜的傷害。

針對流產後的調養，西醫強調確保沒有殘留組織，並傾向於讓身體自然恢復。不過，從中醫角度看，流產無論原因，皆被視爲一次小產，必須「坐月子」，妥善調養來幫助身體恢復，爲未來生孕做好準備。

針對小產，中醫的調養可分為以下三個階段：

## 第一階段：淨化（流產後一週）

此階段的目的在於修復子宮傷口，排淨惡露，建議以清淡且富含蛋白質的飲食為主，如魚湯、雞肉和豆類製品，幫助身體和子宮復原。此外，中醫會根據需要開立「生化湯」，幫助澈底清理子宮內的殘血。但必須特別注意：若西醫已確認惡露排淨，或曾經歷大出血、骨盆腔感染、植入性胎盤，或正在服用子宮收縮劑等情況，則不建議再服用生化湯，以免增加身體負擔或引發不適。

## 第二階段：養氣（流產後二到三週）

隨著惡露代謝完畢，此階段的調理重點在於幫助子宮修復，並調理腸胃功能以恢復整體體力和平衡。建議在飲食中酌量食用四神湯、八珍湯等富含營養且溫和滋補的中藥膳食。這些湯品能補氣健脾，幫助提升身體免疫力，加速恢復。此外，應避免過於油膩或生冷的食物，以免影響腸胃運作。

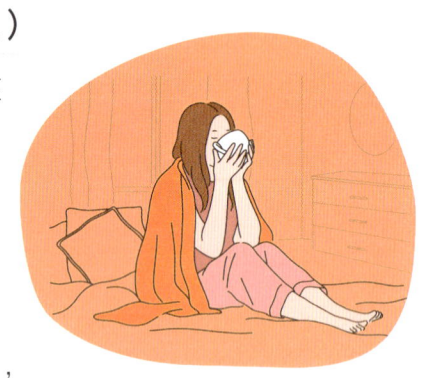

## 第三階段：補身（流產後四週）

此階段的目標是恢復子宮與卵巢功能，調節荷爾蒙平衡，同時緩解流產後可能出現的落髮、腰痠等問題。飲食上可以開始進補，選擇如麻油雞、十全大補湯等滋補食材，幫助提升體力和氣血循環，加速身體修復。然而，若出現「上火」現象，如口乾、便祕、煩躁易怒等症狀，應適當減少以上補品的攝取，以免補過頭，反而增加身體負擔。合理的進補與調養，能幫助身體逐步恢復到最佳狀態。

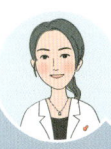

> **和蓁醫師**
>
> 調理身體應遵循正確的次序，循序漸進，才能達到理想的恢復效果。若在第一階段即開始大量食用麻油雞或燉補食品，不僅可能導致惡露排不乾淨，還可能延遲子宮的恢復過程。過早進補也可能引發「虛不受補」或「上火」的情況，進而出現便祕、腹瀉、痔瘡、失眠、痤瘡等不適症狀，反而影響復原效果。

至於流產後重新備孕的時間，則須視流產的週數、患者年齡和身體恢復情況等各項因素而定。以下時間提供讀者參考：

- 12 週以前的小週數流產，建議休息 1.5～2 個月。
- 20 週以上的大週數流產，建議休息 3～6 個月，確保身體充分恢復後，再計畫懷孕。

如果患者年齡偏高，需要爭取時間進行人工受孕，可與醫師充分討論後，在身體恢復良好的前提下，縮短休息時間，及早重新投入療程，以增加受孕機會。

### 重點小筆記

流產是一段令人心碎的經歷，深入了解其原因能幫助患者提高警覺。胚胎染色體異常是自然流產的主要原因，而若發生子宮外孕、葡萄胎等特殊情況，則必須果斷終止妊娠，以確保母體的健康。

流產後的調養也是許多人關心的話題。從中醫角度看，流產後分為三個階段，循序漸進來淨化、養氣、補身，幫助身體和生殖系統復原，保存女性的生孕力。

# 第 25 章 告別誤解與迷惘——迎接新生命

**Q 助孕保健品該怎麼吃？這些真的有用嗎？**

我和老公努力備孕了一年多都沒好消息，上網查了一下，發現很多人吃保健食品助孕。住家附近的藥局店員推薦我補充葉酸和肌醇，說對卵子的發育和品質很好。老家鄰居阿姨也熱心送了一大包藥草，讓我煮水喝，說能改善體質，幫助懷孕。

我依照各方建議服用各種補（充）品一段時間後，我不僅沒能懷孕，經血量還變得愈來愈少。現在我很擔心，是不是吃錯了什麼？我該停掉這些東西嗎？有什麼方法可以幫助我懷孕？

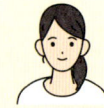

——31 歲，筱雯

　　不孕症困擾日益普遍，圍繞生孕的各種迷思也層出不窮。許多人都有過像筱雯般「神農嘗百草」的經驗，為了求好孕開始嘗試各種保健品或偏方，結果不僅未能如願，甚至對健康造成損害。有些人更因缺乏相關正確知識，對人工生殖抱有誤解，錯失治療的時機。

　　這一章將針對常見的生育迷思進行解答，提供實用建議，希望幫助更多有相同困擾的女性「厚植生孕力」，找到正確且科學的解決方向。

## 破解常見的生孕迷思

### ◇ 迷思一：吃保健品養卵，就能解決不孕？

許多女性發現自己可能有不孕的問題後，常常會優先選擇服用保健食品，認為相較於就醫而言，不僅成本比較低，看似天然無負擔，又能幫助改善卵子品質來幫助受孕。然而，不孕的成因通常相當複雜，單靠保健品往往無法從根本解決問題。

保健食品的效果取決於正確的用法和使用時機。例如，若卵巢庫存量偏低的女性服用肌醇*，效果其實有限。此外，部分患者為了避免醫療干預，將大量金錢投入保健食品，卻捨棄藉由基本的醫學檢查來及早發現疾病，導致平白延誤了最佳治療時機。

保健品應被視為療程的輔助，建議在不孕科醫師指導下謹慎選用，確保發揮應有的效果，以免適得其反。至於坊間流傳的偏方，更須格外小心。

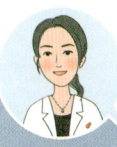

> **和蓁醫師**
>
> 曾見過一對夫妻因不想進入人工生殖療程，於是自行飲用魚腥草煮水將近一年。然而，期間太太的月經量逐漸減少，週期也變長。他們是在中醫說明之下才停用偏方，轉介至婦產科檢查後，診斷為橋本氏甲狀腺炎。這對夫妻在經過一年的中醫調養和生殖醫學治療，終於順利懷孕生子。

### ◇ 迷思二：多吃含雌激素的食物，能對抗生殖系統老化？

內含雌激素或黃體素的保健食品，如胎盤素、蜂王乳、大豆異黃酮、聖潔莓、月見草油等，因其宣稱具有平衡荷爾蒙和抗老化的作用，受到

---

\* 常見備孕保健食品，請參閱頁 218。

許多女性青睞。

對於部分經期不順或更年期女性，在專業指導下可適度使用上述的保健食品；但對育齡女性而言，經常性服用反而會導致荷爾蒙紊亂，甚至加劇子宮肌瘤、肌腺症等疾病。尤其利用胎盤萃取製成的製劑，成分複雜，且難以澈底排除病毒或細菌感染的風險，使用時更得要小心。

### ✧ 迷思三：試管寶寶比較不健康？容易有缺陷？

部分人對試管嬰兒的健康狀況存有疑慮，擔心他們比自然懷孕生下的寶寶更容易面臨發育問題。然而，試管嬰兒技術自 1978 年問世以來，經過近 50 年的技術發展，已有充分統計和研究證明，試管嬰兒在行為、智力、發育及健康方面，與自然受孕生下的嬰兒並無顯著差異。

有趣的是，於歐洲生殖醫學會（ESHRE）期刊《人類生殖學》（*Human Reproduction*）刊登的一項研究曾指出[14]，試管嬰兒在學齡前的認知發展，優於自然受孕的寶寶。這可能與試管嬰兒的父母傾向投入更多關注和教育資源有關。此研究成果也表明，後天的資源和教養環境，對孩子的認知發展影響極深。

### ✧ 迷思四：避孕藥 100% 有效，而且對身體完全無害？

避孕藥是相對安全有效的避孕工具，且常被用於調經。儘管如此，長期使用還是有可能造成血栓及肝腎功能的問題。若要長期服用，建議先請教醫師，並定期追蹤血栓及肝腎功能。

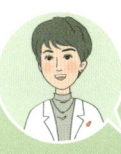

> **馨慧醫師**
>
> 目前尚無任何一種避孕方式可以100%保證避孕，包括避孕藥。而且，避孕藥等荷爾蒙類的藥物須透過肝臟代謝，並由腎臟將代謝廢物排出體外，可能對肝臟和腎臟造成負擔。用藥物避孕時，須遵照醫囑，並明確知道其風險與代價。

### ✧ 迷思五：凍卵能降低所有高齡懷孕的風險？

凍卵技術為現代女性提供了一種保存生育力的選擇，特別適合暫時無生育計畫的人。凍卵的目的是希望保存較年輕、品質較好的卵子，為未來提供更多選擇。

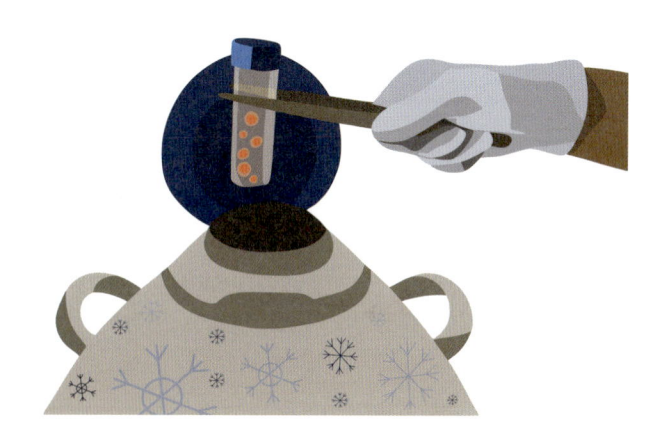

然而，能否成功懷孕取決於多方面因素，包括母體健康狀況以及子宮環境等。即使在年輕時凍卵，但隨著年齡增長出現其他健康問題，仍可能影響懷孕的成功率。因此，儘管凍卵保留了未來生孕的可能性，依舊無法完全消除難以懷孕的風險。

## 厚植生孕力，從日常做起

破解常見生孕迷思之後，更重要的是如何提升生育力？健康的生活方式是維持和促進生殖健康的基石，能全面改善全身健康，延緩生殖功能的自然老化。

### ✧ 養成好習慣，為懷孕打好基礎

根據多項權威醫學研究與專家建議，以下原則有助於增進生殖健康：

- **規律作息**：維持固定睡眠時間，避免熬夜，確保每天 6～8 小時的優質睡眠。
- **適度運動**：避免久坐，採取中等強度的有氧運動（如快走或游泳）搭配無氧運動，每週運動 5 次，每次至少 30 分鐘，心跳每分鐘要達 130 下。
- **均衡飲食**：①建議以地中海飲食為基礎，包括富含抗氧化物的蔬果、全穀類、健康脂肪（如橄欖油）、適量的優質蛋白（如魚類、瘦肉）；②減少攝取加工食品、精緻醣類、含高鈉及辛辣的食物。

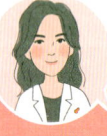

> **怡萱醫師**
>
> 很多時候心理也會影響生理，長期處於焦慮或壓力狀態，身體的內分泌可能會出現問題，進而影響生孕功能。對於有生孕計畫的人，保持積極放鬆的心態尤為重要，較有利於生孕。

- **遠離菸酒**：戒菸及限制酒精攝入，因其會損害卵巢功能及精子質量。
- **壓力管理**：採用正念減壓、冥想或瑜伽等方式降低壓力，以維持荷爾蒙穩定。

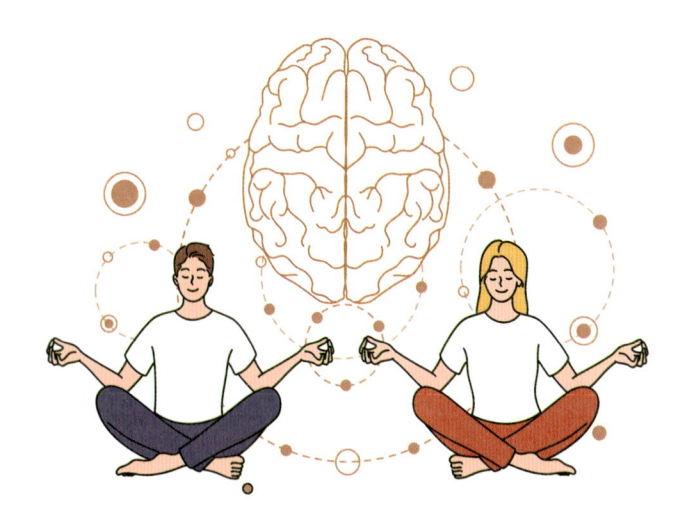

- **避免環境荷爾蒙**：盡量減少接觸含雙酚 A（BPA）、塑化劑及多氯聯苯（PCB）的產品，選擇無毒性標示的容器和包裝材料。
- **生殖健康檢查**：①女性應定期進行子宮頸抹片及超音波檢查，以及評估卵巢儲備功能（例如抽血檢驗 AMH 數值）；②男性可考慮精液分析，以了解精子品質和數量。

## ✧ 體重管理很重要

特別提醒想要懷孕的婦女，不可忽視體重和體脂肪比例對生殖力的影響，因為體重過輕或過重，都有可能導致不孕。

- **肥胖**：肥胖是慢性發炎、胰島素阻抗及多種代謝性疾病的引發因素之一，同時會對女性的生殖內分泌系統產生負面影響，例如提升雄性荷爾蒙濃度，導致排卵異常（例如多囊性卵巢症候群）。
- **過瘦**：體脂肪過低時，生殖荷爾蒙（例如 GnRH、LH 與 FSH）的分泌可能受到抑制，進一步導致卵巢功能減退、子宮內膜發育不良等情形，使受孕機率下降。

## ◆ 額外的營養補充

為促進排卵與提升生孕力，充足的營養至關重要。如果難以維持優質、均衡的飲食，可經醫師建議使用保健食品作為補充。對備孕明確有益的保健食品有：

- **維生素 D**：可以促進人體骨骼生長，對備孕女性而言，則對於胚胎著床有潛在助益。排卵相關的內分泌失調、多囊性卵巢症候群的發生，也可能與缺乏維生素 D 有關。

  台灣女性缺乏維生素 D 比例偏高，推測是日常日曬不足及飲食攝取不足所致，因此可適度補充。需要注意的是，維生素 D 屬於脂溶性維生素，無法隨尿液排出體外，若攝取過量，恐怕會引起高鈣血症等副作用。建議先抽血檢查是否確實不足，並根據醫師處方指導下補充，更為安全、有效。

- **輔酶 Q10（coenzyme Q10, CoQ10）**：一種粒線體內的輔酶，參與能量生成，並具有抗氧化作用。研究顯示，CoQ10 能減少自由基對卵巢細胞和卵子的氧化破壞，可能間接支持卵泡的成熟與發育。

  根據衛福部食品安全衛生管理法公告，CoQ10 的每日建議攝取上限為 30 毫克；若需要更高劑量，特別是高齡或卵巢庫存不足的患者，應在合格醫師的專業評估與指導下使用，以避免不必要的風險。

- **肌醇（inositol）**：有時也被稱為「維生素 $B_8$」，具有調節女性生孕機能的效果，日常可從內臟、乳製品、全穀類、高麗菜、柑橘類等食物中攝取。肌醇能改善胰島素敏感性，改善排卵障礙，促進卵泡成熟及自然排卵，特別適合多囊性卵巢症候群患者。

  對於非多囊性卵巢症候群的人，額外補充肌醇的效果有限，甚至可能會弱化卵巢功能，導致卵子數量減少。尤其是卵巢庫存量已經偏低的人，應避免盲目補充。

- **DHEA**：中文名為「去氫表雄固酮」，是體內含量最豐富的固醇類荷爾蒙，主要由腎上腺皮質和卵巢分泌，也是促進女性卵泡發育的重要物質。隨著年齡增長，其分泌量會逐漸減少，這也是高齡女性卵巢功能下降的原因之一。

  在人工生殖領域，DHEA 常用於卵巢低反應患者及卵巢庫存量低的輔助治療，部分研究顯示其可能促進卵泡發育並提高卵子品質。然而，DHEA 並不適用於所有患者，過量補充也可能導致性荷爾蒙失衡，建議在經專科醫師評估後，根據個人需求謹慎使用。

- 葉酸（folic acid）：維生素 $B_9$，參與 DNA 合成、細胞分裂與修復，對於女性生殖健康與胎兒發育而言，均十分重要。葉酸在卵子成熟過程中可能間接發揮作用，尤其在細胞分裂與染色體完整性維護方面有助益。

  在成功受孕後，葉酸對於胎兒神經系統的正常發育至關重要。特別是在胚胎發育的前 12 週內，葉酸缺乏可能顯著增加胎兒神經管缺陷（如脊柱裂或無腦症）的風險。

  只要採取均衡飲食，通常都能攝取到葉酸。但由於葉酸為水溶性維生素，易隨尿液流失，因此備孕和懷孕期間可以適量的額外補充，以滿足母體和胎兒所需。

以上日常生活中的健康管理是厚植生孕力的基本原則，無論是要調經或進行人工生殖療程，建議參考具有公信力的資訊源。涉及醫療與藥物時，務必慎重尋求專業建議，才能避免風險與危害，更有助於實現生孕的目標。

## 中醫養生助孕之道

部分民眾常以四物、八珍、十全和冬季燉補等進行食補，然而食補也應該適度，因為過量進補可能帶來不利健康的後果，例如造成肝腎負擔或影響代謝平衡。食補和保健食品若需要合併服用，中間至少間隔一個小時以上，以避免發生吸收干擾或交互作用。

中醫強調，生殖系統的調養應從整體健康出發，視個人體質進行合適的調理。此外，中醫將人的體質分為以下九大類，不同體質者在養生方式上也有所差別。以下將針對九種體質的特徵，以及在飲食與生活上的建議，進一步詳細說明。

### 平和質

**體質特徵**　最理想的體質，氣血陰陽調和，對環境變化有較好的適應能力。一般體型中等，臉色紅潤，大小便形態正常。

**飲食建議**　注重清淡、均衡；五穀、蔬果、蛋白質、脂肪平衡搭配。

**生活建議**　作息正常，規律運動，避免熬夜，以防往其他體質型態發展。

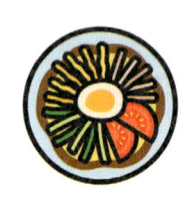

### 氣虛質

**體質特徵**　容易感到疲倦，氣短乏力，食慾減退，容易感染或感冒，病後也恢復慢，體態上肌肉較為鬆軟，舌質淡胖且有齒痕。

**飲食建議**　強調健脾補氣，避免油膩、辛辣、難消化

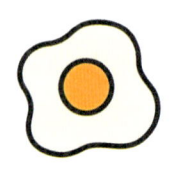

的食物；可選擇如黃耆、山藥、瘦肉、蛋、豆腐、燕麥、小米等食物。

**生活建議** 特別要注意避免過度勞累，情緒過度波動，規律飲食及細嚼慢嚥。

## 陽虛質

**體質特徵** 身體陽氣不足，易感寒冷，四肢多冰冷。容易疲倦無力，臉色多蒼白，容易水腫，大便多軟黏不成形。脈搏較弱，舌體偏大，舌苔厚白，免疫力較低。

**飲食建議** 多攝取補陽食物，如牛肉、羊肉、肉桂、生薑、桂圓等；避免生冷、寒涼的食物。

**生活建議** 秋冬季多注意保暖頸部、腰腹部、足部，減少長時間在低溫的環境。平時養成早睡早起的習慣，有助於陽氣的恢復。

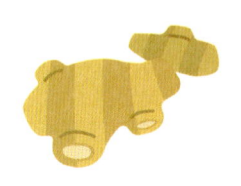

## 陰虛質

**體質特徵** 體內陰液體不足，常會感到口乾舌燥，容易失眠，皮膚乾燥，情緒焦慮。身體常有火熱的感覺，即使大量飲水也不解渴。

**飲食建議** 多攝取能滋補陰液的食物，如銀耳、百合、水梨、黃瓜、豆腐等；避免燥熱食物，如燒烤、麻辣、羊肉爐、洋芋片等。

**生活建議** 熬夜會消耗大量陰液，陰虛質的人尤其要避免。此外，要多喝水，減少長時間處在乾燥的環境中，並使用滋潤性的護膚產品，以保持皮膚水分。

第 **25** 章　告別誤解與迷惘　221

## 痰濕質

**體質特徵** 由於身體多痰濕停滯,容易感到沉重、倦怠、痰多、頭暈、胸悶、面部多出油、體表多黏膩感等。舌苔白厚黏膩,體態多肥胖或腹滿水腫。

**飲食建議** 多攝取能祛痰化濕的食物,如冬瓜、薏苡仁、山藥、陳皮等;減少精緻甜食與加工食品。

**生活建議** 痰濕質容易發胖,飲食的控制和規律的運動有助於減少脂肪累積。平時,可以藉由運動或泡澡來加強代謝與排汗。

## 血瘀質

**體質特徵** 往往會感到手腳麻木,疼痛痠脹,面色與唇色容易出現瘀斑或暗沉。舌暗淡,有瘀點。這種體質多與腫塊性疾病相關,如囊腫、癌症、膿腫等。

**飲食建議** 多攝取活血的食物,如納豆、紅花、山楂、黑木耳等;避免油膩、烤炸等容易誘發血液更加黏稠的食物。

**生活建議** 適度的慢跑、快走、游泳。避免久坐或久站不動,應經常變化姿勢,來改善血液循環不暢的情況。

## 濕熱質

**體質特徵** 容易出現面部油膩、多痤瘡、口苦口乾、身體沉重、大便不正常等症狀,且容易罹患皮膚病,體味也較重。舌質偏紅,舌多黃膩苔。

**飲食建議** 可多攝取清利濕熱的食物,如綠豆、薏苡仁、苦瓜、白蘿蔔、

　　　　　　玉米鬚等。
生活建議　保持居住環境乾燥，通風良好，避免長時間在潮濕的地方。戒除菸酒，多攝取膳食纖維幫助腸道蠕動，以減少濕熱狀態。

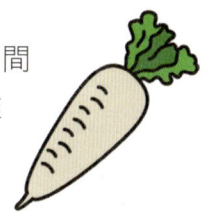

## 氣鬱質

體質特徵　常因情緒波動或壓力過大而影響身體健康，主要表現為氣機不暢，容易感到焦慮、抑鬱或低落。喉間容易有異物感，胸脅有悶脹感。

飲食建議　以攝取疏肝解鬱的食物為佳，如玫瑰、陳皮、薄荷、山楂等。減少糖分過高的食物，宜採清淡飲食並規律進食，有助於穩定情緒。

生活建議　減少長時間高壓工作，適當安排休息與運動，並積極疏導情緒，都有助於改善氣鬱體質。

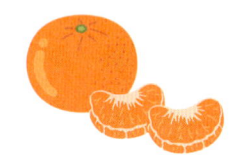

## 特稟質

體質特徵　對某些外界環境因素、食物、藥物、氣候會產生過敏反應。常見的過敏反應，如打噴嚏、流鼻水、氣喘、蕁麻疹。

飲食建議　建議減少過敏原，如蝦、蟹、芒果、花生。多攝取可調節免疫的食物，如蜂蜜、冬蟲夏草、靈芝、黃耆等。

生活建議　規律的作息，環境的乾燥清潔，適應天氣變化的衣著等，都有助於過敏體質者提高免疫力。

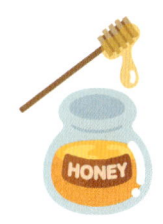

第 25 章　告別誤解與迷惘

此外，中醫認為，適當的穴位按摩能幫助氣血循環，調節內分泌，對於婦科健康多有助益。

**【按摩穴位的方式】**以指腹抵住穴道慢慢施力，在穴位按摩 3～5 分鐘後，換另一邊的穴位。按摩到有痠脹感即可。若無產生不適，則不限次數。力道由輕漸重，以自己的耐受程度為準。

有益於婦科健康的穴位包括：

## 三陰交穴

此穴為**肝經**、**脾經**和**腎經**三條陰經交會之處，有活血調經、益氣健脾、益補肝腎的功效。婦科疾病常與肝、脾、腎關係密切，故此穴是婦科病治療的常用穴位。

**【取穴】**小腿內側，腳踝骨的最高點往上三寸（約四橫指寬）處。

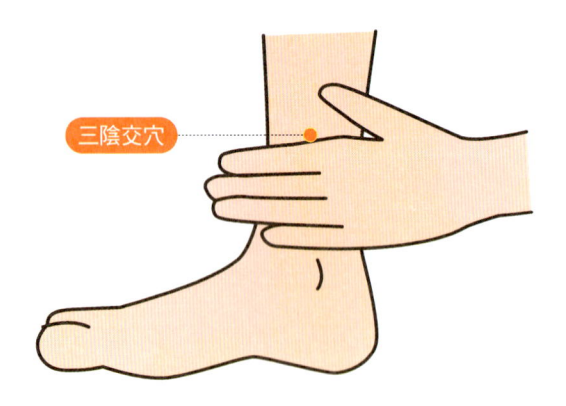

## 太衝穴

此穴屬於**肝經**，通常用來調理肝氣、解鬱安神、改善消化等。太衝穴被廣泛應用來調理與肝經相關的婦科問題，如月經不調、不孕症、經前症候群、更年期症狀等。

【取穴】雙腳腳背，大拇趾和第二趾的趾縫之間，大約往內兩寸（約三指寬）的凹陷處。

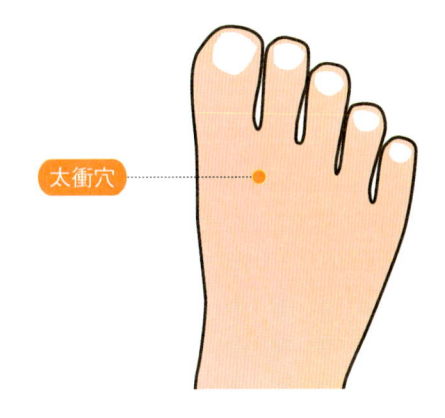

## 湧泉穴

此穴屬於**腎經**第一個腧穴，可滋陰補腎，促進氣血運行和安神助眠等。由於中醫認為腎經主導生殖、內分泌、月經等功能，所以常被用來改善腎虛相關的婦科問題。

【取穴】腳底中間凹陷處，在足掌的前三分之一處。

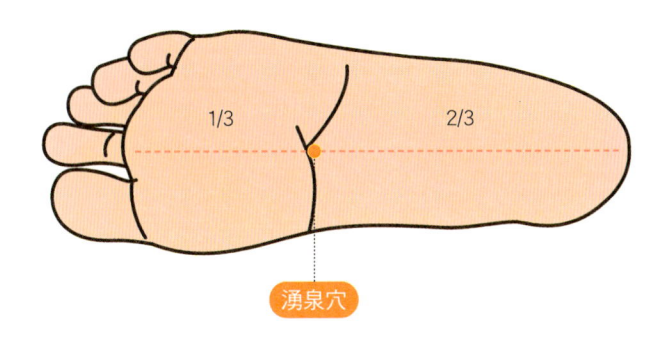

## 子宮穴

此穴是**婦科專用穴位**，該穴有刺激子宮血液循環、促進胚胎著床的作用，能調節子宮、卵巢的功能，尤其可改善因氣血不足、氣滯血瘀引起的婦科問題。

【取穴】肚臍下四寸、旁開三寸處，左、右各一穴。

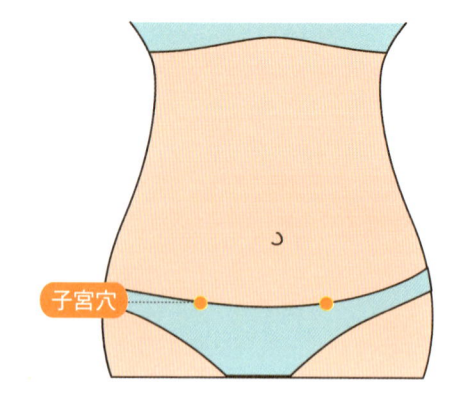

## 命門穴

此穴屬於**督脈**，該穴被視為腎氣根本之地，可以溫補腎氣，調節陰陽平衡，增強整體氣血與免疫力；可改善生殖功能，穩定女性生理週期，並能改善疲勞、腰膝痠軟、手腳冰冷等問題。

【取穴】肚臍的正後方，第二腰椎棘突下凹陷處。

針對調經或不孕治療等需求，食補、穴位按摩等養生方式僅能作為輔助，患者仍應尋求合格中醫師的診治與處方。

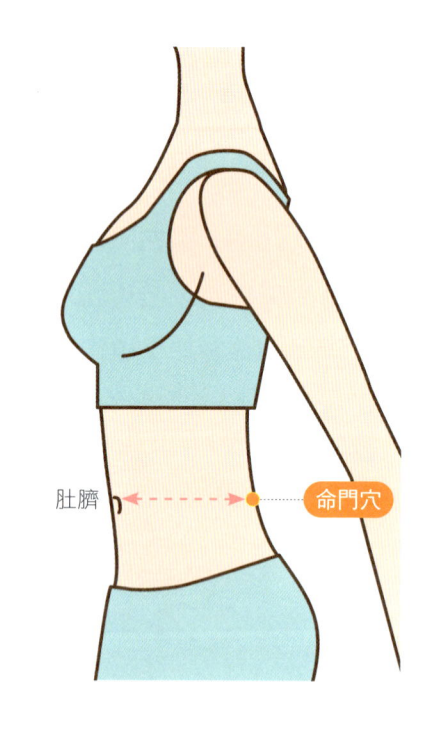

# 結語
## 生殖健康是女性幸福的基石

女性生殖健康是整體健康的重要指標，直接與生孕力、心理健康、生活品質，乃至幸福感息息相關。其中，月經陪伴女性度過大半人生，並且某種程度上顯示了女生生殖系統的健康情況。因此，本書 Part 1 旨在幫助女性從月經的規律性、經血量與顏色、週期長短及經痛等，識別其中可能伴隨的婦科疾病，進而做到預防與及早治療。

婦科疾病對女性健康的影響不容忽視，本書在 Part 2 對此主題詳細介紹與探討。部分疾病如子宮內膜異位症、巧克力囊腫、多囊性卵巢症候群、卵巢早衰及子宮肌瘤等，若不經治療，不僅危害健康，更不利於女性生孕，容易導致不孕症。

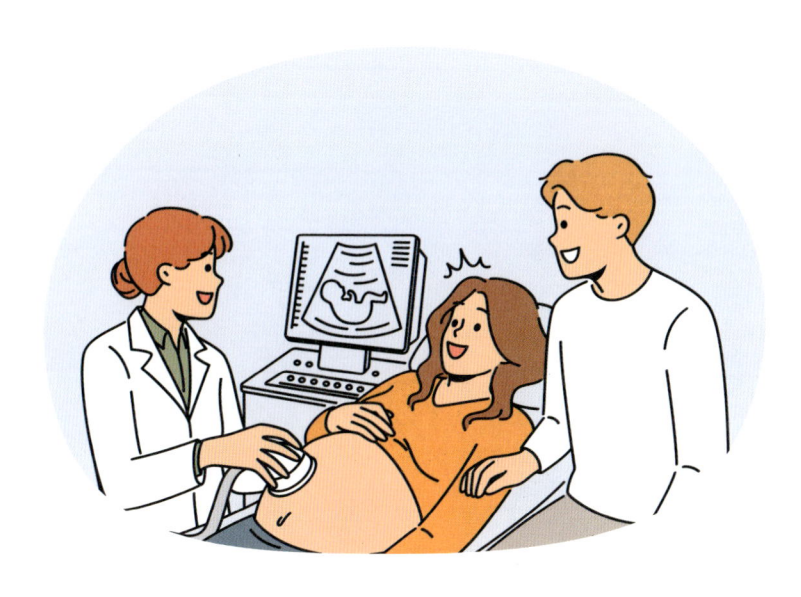

除了婦科疾病外，造成不孕症的成因多樣化，包括年齡、壓力和生活習慣等皆會有影響。女性的黃金生孕期無法重來，有生孕困難的患者需要精準且個人化的治療方針。本書 Part 3 對於受此問題困擾的患者來說，極為實用。

　　現今在婦科與不孕症治療領域，中西醫合作廣泛受到重視。透過西醫的精準診斷與中醫的體質調理，可以為女性提供全面且高效的治療策略。

　　本書整合上述三個主題，並融合中西醫的觀點，引導讀者從認識月經的生理機制及異常，深入探討婦科疾病的影響，最後提供不孕治療的多元選擇，讓讀者能更深刻的理解自身生孕健康的相關知識。

　　月經與婦科健康不僅反映女性的生孕力，更是全方位健康的指標。為了維持生殖健康，女性應養成規律作息、均衡飲食與適當運動的良好生活習慣，並定期進行婦科及生孕力檢查，及早發現與處理潛在問題。

　　藉由本書的指引，期待讀者的生殖健康都能獲得全方位的守護，實現各人生階段的幸福與美滿。

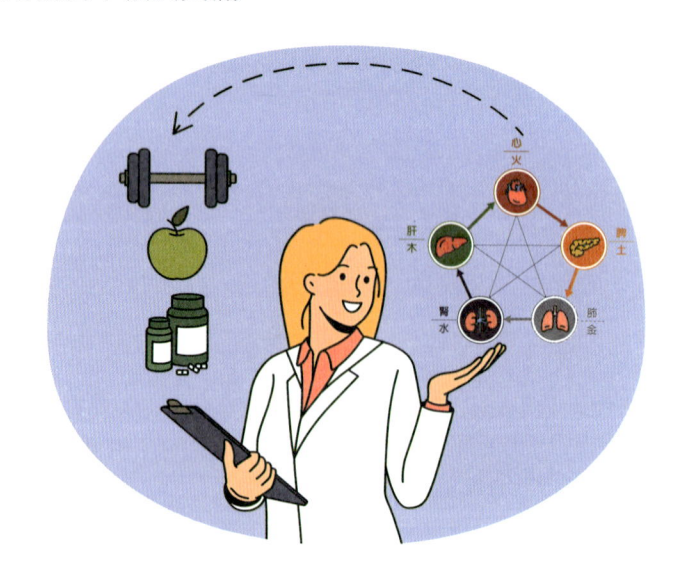

# 參考文獻

1. Wu, T., Doyle, C., Ito, J., Ramesh, N.; Ernest, D.K., Crespo, N.C., Hsu, F.-C., Oren, E.(2024). Cold Exposures in Relation to Dysmenorrhea among Asian and White Women. *International Journal of Environmental Research and Public Health*, https://www.mdpi.com/1660-4601/21/1/56.
2. Selçuk, İ., & Bozdağ, G.(2013). Recurrence of endometriosis; risk factors, mechanisms and biomarkers; review of the literature. *Journal of the Turkish German Gynecological Association*, 14(2), 98.
3. Johnson, J. E., Daley, D., Tarta, C., & Stanciu, P. I. (2023). Risk of endometrial cancer in patients with polycystic ovarian syndrome: A meta analysis. *Oncology Letters*, 25(4), 1-9.
4. Li, T. F., Hwang, I. H., Tsai, C. H., Hwang, S. J., Wu, T. P., & Chen, F. P. (2023). To explore the effects of herbal medicine among cancer patients in Taiwan: A cohort study. *Journal of the Chinese Medical Association*, 86(8), 767-774.
5. Wethington, S. L., Herzog, T. J., Burke, W. M., Sun, X., Lerner, J. P., Lewin, S. N., & Wright, J. D. (2011). Risk and predictors of malignancy in women with endometrial polyps. *Annals of Surgical Oncology*, 18, 3819-3823.
6. Uglietti, A., Buggio, L., Farella, M., Chiaffarino, F., Dridi, D., Vercellini, P., & Parazzini, F. (2019). Th e risk of malignancy in uterine polyps: A systematic review and meta-analysis. *European Journal of Obstetrics & Gynecology and Reproductive Biology*, 237, 48-56.
7. Lacey Jr, J. V., Sherman, M. E., Rush, B. B., Ronnett, B. M., Ioffe, O. B., Duggan, M. A., ... & Lang holz, B. (2010). Absolute risk of endometrial carcinoma during 20-year follow-up among women with endometrial hyperplasia. *Journal of Clinical Oncology*, 28(5), 788-792.
8. Pei, J., Strehler, E., Noss, U., Abt, M., Piomboni, P., Baccetti, B., & Sterzik, K. (2005). Quantitative evaluation of spermatozoa ultrastructure after acupuncture treatment for idiopathic male infertility. *Fertility and sterility*, 84(1), 141-147.
9. Nareswari, I., Lestari, S. W., & Notonegoro, C. (2021). Acupuncture therapy for severe oligoasthenoteratozoospermia. *Medical Acupuncture*, 33(4), 302-305.
10. Karin Ried, Keren Stuart (2011). Efficacy of Traditional Chinese Herbal Medicine in the management of female infertility: a systematic review.
11. Lee E Hullender Rubin, Michael S Opsahl, Klaus Wiemer, Scott D Mist, Aaron B Caughey (2015). Impact of Whole Systems Traditional Chinese Medicine on In Vitro Fertilization Outcomes.
12. Kim, J., Lee, H., Choi, T. Y., Kim, J. I., Kang, B. K., Lee, M. S., ... & You, S. (2021). Acupuncture for poor ovarian response: A randomized controlled trial. *Journal of Clinical Medicine*, 10(10), 2182.
13. Xia, Q., Yu, L., Song, J., & Sun, Z. (2023). The role of acupuncture in women with advanced reproductive age undergoing in vitro fertilization-embryo transfer: A randomized controlled trial and follicular fluid metabolomics study. *Medicine*, 102(36), e34768.
14. Anna Barbusci, Melinda C. Mills (2017). Cognitive development in children up to age 11 years born after ART—a longitudinal cohort study.

memo

memo

國家圖書館出版品預行編目資料

與妳的子宮對話：月經、生孕與健康/李怡萱, 黃馨慧, 李和蓁合著. -- 初版. -- 臺中市：晨星出版有限公司, 2025.05
面；公分.——（健康百科；78）

ISBN 978-626-420-105-6（平裝）

1.CST: 婦科 2.CST: 婦女生理 3.CST: 中西醫整合

417.12　　　　　　　　　　　　　　　114004198

| | |
|---|---|
| 健康百科 78 | **與妳的子宮對話**<br>月經、生孕與健康 |

| | |
|---|---|
| 作者 | 李怡萱、黃馨慧、李和蓁 合著 |
| 採訪撰文 | 謝宇程、林芳任、陳怡樺 |
| 主編 | 莊雅琦 |
| 執行編輯 | 洪　絹 |
| 校對 | 洪　絹、張雅棋 |
| 網路編輯 | 林宛靜 |
| 封面設計 | 王大可 |
| 美術編排 | 曾麗香 |
| 創辦人 | 陳銘民 |
| 發行所 | 晨星出版有限公司<br>407台中市西屯區工業30路1號1樓<br>TEL：04-23595820　FAX：04-23550581<br>E-mail：service-taipei@morningstar.com.tw<br>http://star.morningstar.com.tw<br>行政院新聞局局版台業字第2500號 |
| 初版 | 西元2025年05月15日 |
| 再版 | 西元2025年08月04日（二刷） |
| 讀者服務專線 | TEL：02-23672044／04-23595819#212 |
| 讀者傳真專線 | FAX：02-23635741／04-23595493 |
| 讀者專用信箱 | service@morningstar.com.tw |
| 網路書店 | http://www.morningstar.com.tw |
| 郵政劃撥 | 15060393（知己圖書股份有限公司） |
| 印刷 | 上好印刷股份有限公司 |

定價 450 元
ISBN 978-626-420-105-6

（缺頁或破損的書，請寄回更換）
版權所有，**翻印必究**